植物や食べものの手当てで
からだとこころの不調をととのえる

自然ぐすり

植物療法士
森田敦子 著

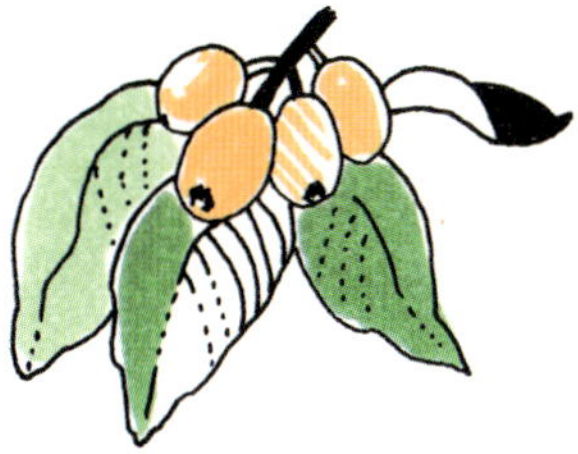

はじめに

愛知県・渥美半島の田舎で育った私にとって、植物は〝身近なくすり〟でした。転んですり傷ができたらアロエを貼ったり、打ち身にはさといもの粉を水に溶かしてその中によもぎのエキスを入れて湿布剤を作るなど。私たち家族にとって庭や野原がそのまま薬局になっていたのです。よもぎやびわの葉を摘んで乾かしておくことも、幼い頃からの習慣でした。

大学から上京し、航空会社の客室乗務員として働くようになった私は、不規則な生活とストレスにより入社2年目にダストアレルギー性気管支ぜんそくで休職を余儀なくされました。途中アトピー性皮膚炎も発症してステロイド剤と気管支拡張剤が手放せない毎日。諸々の理由により医師から「子供は望めないと思う」と言われたのもこの頃です。精神的に追い詰められて言葉が出なくなってしまったこともありました。こころとからだは見えない糸でつながっていると感じられた貴重な経験。これからどう生きるか！ということを未熟ながら根本的に考えた結果、フランスの友人から教えられた植物療法（フィトテラピー）を学ぶことを決心したのです。

植物療法でこころとからだが元気に

1993年、思いきって5年勤めた会社を辞め、フランスに渡り植物療法を学ぶことにしました。ヨーロッパの中でも、パリ13大学は植物療法を医薬学部の自然療法学として学ぶことができる数少ない場所でした。知識だけではなく、人のこころがからだに与える影響をとらえホリスティックな見地で、植物・薬草を1つの治療法として医療現場で臨床を行っていました。

ヨーロッパでも年々植物は科学的に進化することから、2013年にお願いをして再度学びなおすきっかけをいただきました。現在も勉強の最中であり、これは一生をかけて学んでいく人間学かもしれません。

フランスでは不調に見舞われたときにまず行くのは、「エルボリステリア」と呼ばれるハーブ薬局です。「エルボリステリア」では、自分の症状を植物療法士に相談しながら、ハーブやチンキを求め自然治癒力を高めていくのです。

フランスで学ぶことで、幼い頃に当たり前の存在だった植物の力を改めて実感しました。と同時に、自然の植物の力で健康になるという知恵は、実はフランスだけでなく日本にもあると気づかされました。

その後、日本の介護施設で植物療法を使えるのではないかと考えるきっかけとなったのが帰国した1996年。私の祖父の介護でした。植物療法は、寝たきりの高齢者のからだの痛みや浮腫、そして床ずれにとても効果があるのです。

しかし、日本ではまだまだ知名度の低い植物療法。植物の化学的研究の必要性を感じ、信州大学の農学部の教授を訪ね共同研究を始め、その教授から大阪大学工学部の教授を紹介していただき教わった植物バイオの研究が、2003年「日本バイオベンチャー大賞」の中の「近畿バイオインダストリー賞」という大きな賞をいただくことにつながりました。バイオといえば再生医療や新薬・創薬が中心だった時代に、人間には決して作り出すことのできない植物の成分や作用そして仕組みを研究した植物バイオに賞を授けていただけたことが、その後の活動を大きく広げるきっかけとなりました。

研究に携わるうち42歳で妊娠

2007年秋、もう1つ驚きの出来事がありました。妊娠出産は無理と宣告を受けていたにも関わらず、毎日の生活に植物療法を取り入れ生活を見直していくうちに体質が改善され、42歳で自然妊娠。翌年夏、出産することができたのです。膠原病《こうげんびょう》の一種のエリテマトーゼスを患って苦しかったこともありましたが、そんな経験も改めてこころとからだの健康がどれほど大切かを教えてもらったのです。

自身のこころが健康でないと、人にやさしくなれない。熱意と活力を持って頑張る力が出ない。反対に痛みが和らぎからだがぽかぽか温かいことで、実は人に喜ばれることが幸せであることを感じて猛烈に頑張れるのです。そして楽しいのです。

植物療法の根本は、実は日本にあるとフランスで学びました。「米の一粒にも神様が宿る」と言い、手を合わせる習慣。山や海に八百万《やおよろず》の神様が宿ると畏敬《いけい》の念を持つこと。こうした文化、風習は人が生きるうえで最も大切なことを潜在的に理解しているからこそできたもので、それこそが植物療法の信念なのです。味噌やしょうゆといった日本ならではの発酵物にも野菜や穀物の食材の中にも素晴らしいパワーが秘められています。

この本には、生活のあらゆる面で使える知恵を盛り込みました。ご自身の健康と美しさを引き出し、そこからご家族、ご友人、まわりの方々にお役立ていただけたらと、こころから祈っています。

植物の力は、こんなにも素晴らしい！

植物の恵みをいただきましょう

植物たちは根から吸収した水と栄養素、そして二酸化炭素を材料に太陽の光で糖を作り上げます（光合成）。私たち人間には到底できない科学。環境的に負荷がかかると植物の体内でくすりを作り上げてしまうのです。植物たちが逆境にあらがい、元気よく生きていくための仕組み。そこには芽を出して葉を作り、花を咲かせて実を作り、後世に命をつなげていく強さがシンプルに表現されています。光合成で作り上げる膨大な成分の1つ1つに、私たちのからだを支えてくれる栄養素やくすりができ上がります。

本書にはいくつかの成分名が出てきます。たとえば、植物の成分として有名な「ポリフェノール」。ポリフェノールといえば、赤ワインに入っている抗酸化物質と思われる方が多いかもしれませんが、実は1つの成分ではありません。イソフラボンやフラボノイド、カテキンといった5000種類以上もの成分の総称なのです。これらはすべて、植物が自身のからだを守るための抗菌物質であったり、香り成分であったりします。現代の科学では成分の薬理効果すべてを証明できてはいませんが、いくつかは私たちの健康や美容に役立ってくれることがわかっています。
私たちも自然の一部であり、循環している大自然の中で生きています。植物が作り出す〝自然ぐすり〟に感謝しつつその恵みをいっぱい享受しましょう。

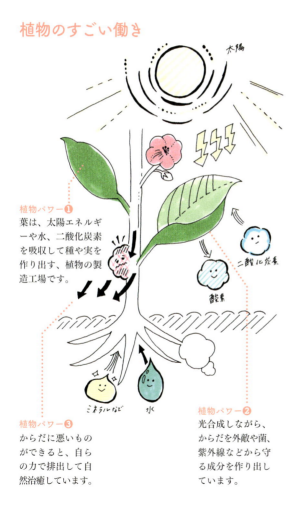

植物のすごい働き

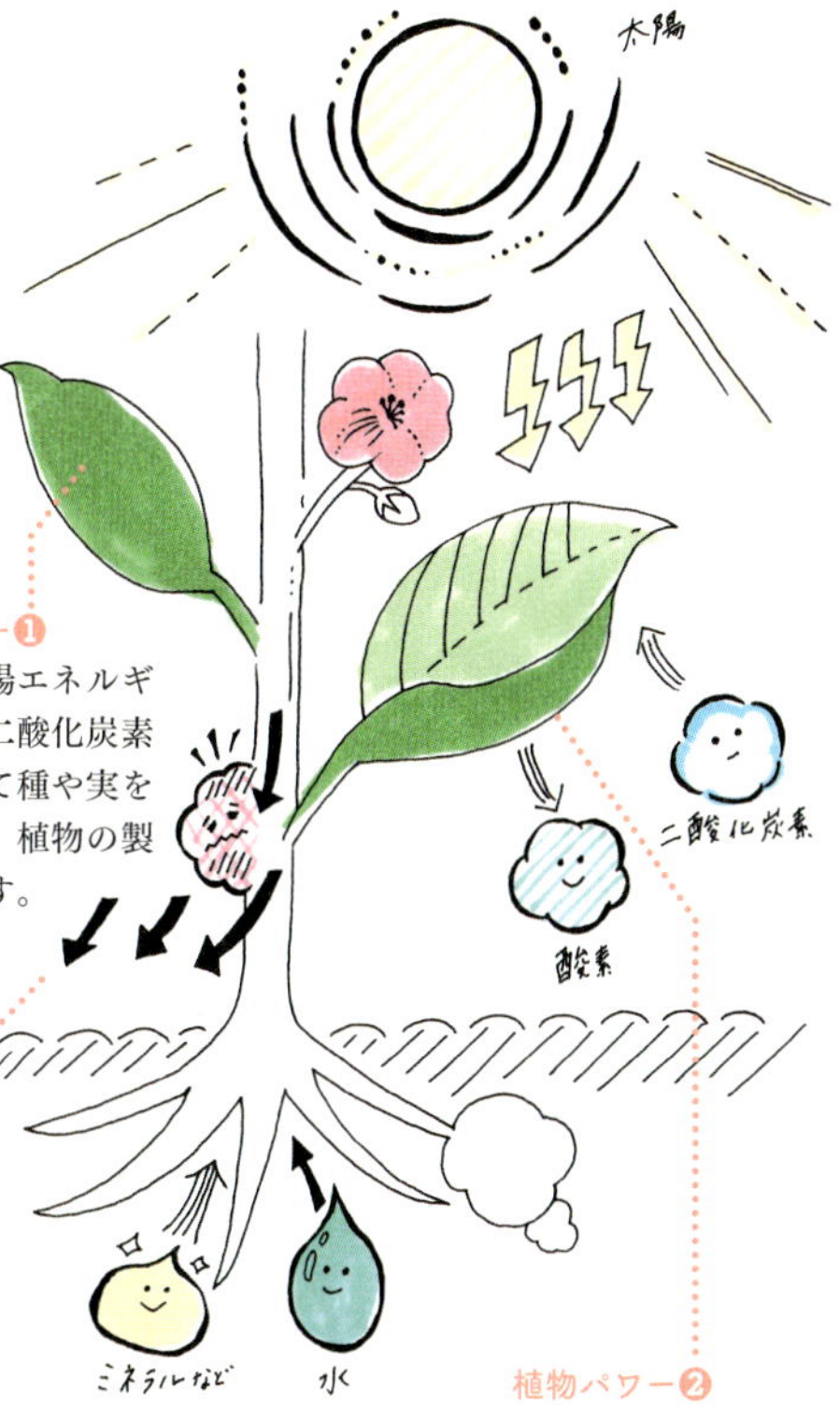

植物パワー❶
葉は、太陽エネルギーや水、二酸化炭素を吸収して種や実を作り出す、植物の製造工場です。

植物パワー❷
光合成しながら、からだを外敵や菌、紫外線などから守る成分を作り出しています。

植物パワー❸
からだに悪いものができると、自らの力で排出して自然治癒しています。

体調不良にはまず植物の力を

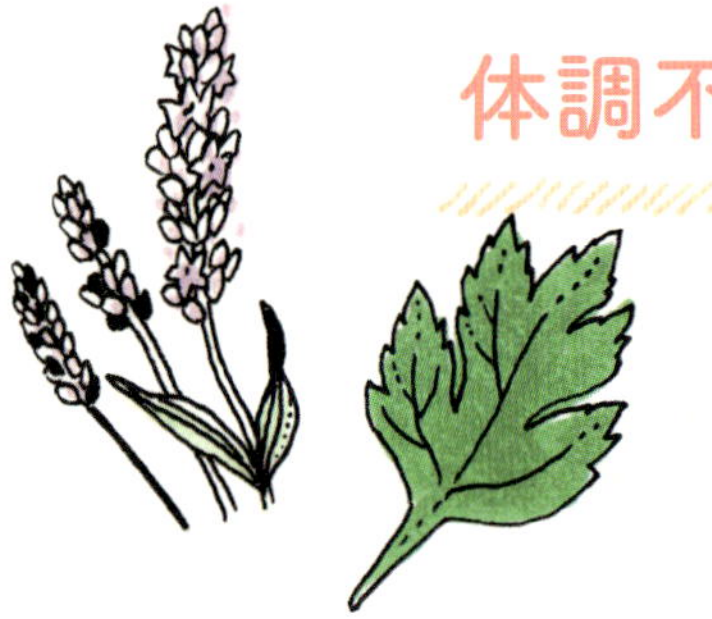

植物の力で病気を克服

現在、私はルボア フィトテラピースクールで植物療法を教えるという活動もしています。あるとき、体調不良でホルモンバランスを崩した20代の女性（南上夕佳さん）がやってきました。髪はパサパサ、肌も乾燥してクマもでき、年齢よりもずっと疲れた印象です。聞けば生理も止まり、夜も寝つけず冷えも深刻でした。若くして更年期のような症状に悩まされ、必死の思いでスクールの扉を叩いてくれたのです。

それから食事を改善し、ハーブを日常に取り入れるようになった彼女は、すっかり元気になってスタッフのひとりとして活躍してくれています。海外出張もこなす多忙な毎日ですが、目をキラキラさせながらいつも仕事を楽しんでいます。もちろん生理も復活し、心身ともに健康になりました。

植物の力とは、これほどまでに大きいのです。ハーブも日本に伝わる漢方も、素晴らしい威力を秘めています。薬局や病院に行く前に、まずは植物の力を。それが日本の女性たちの当たり前になってくれたら、と願っています。

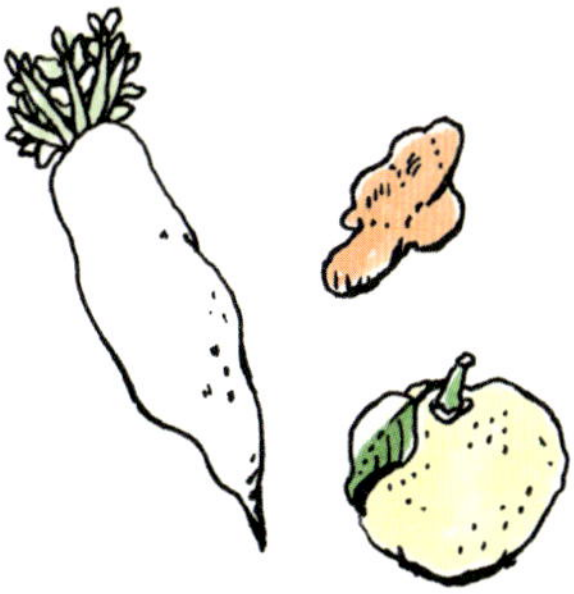

日々の食事にも自然の知恵を

植物療法というと、ハーブティーやアロマテラピーを思い起こす人も多いでしょう。けれど日々、口にする身近な穀物も野菜も果物もハーブも、その恵みをいただくのですから立派な植物療法です。慣れ親しんだ食材にも自然治癒力を高め不調を改善してくれるものがたくさんあります。そう、日々の食事も〝自然ぐすり〟なのです。

なぜ体調不良のときに梅干しを食べるのか。なぜさといもの粉を湿布にするのか。そういった身近な食材を用いた「おばあちゃんの知恵」も、この本にはたくさん登場します。植物が自らの命をつなげていくために生み出したものを、手を合わせていただくのが〝自然ぐすり〟なのです。

植物療法の知恵は特に女性に身につけてほしいもの。妊娠、出産から両親の介護まで、多くの家族の手当てを担当することが増えていきます。何より自身が元気であるために。科学的にも正しい知恵と知識を日々の食事に取り入れましょう。植物療法にはそんな知恵がいっぱいです。

もくじ

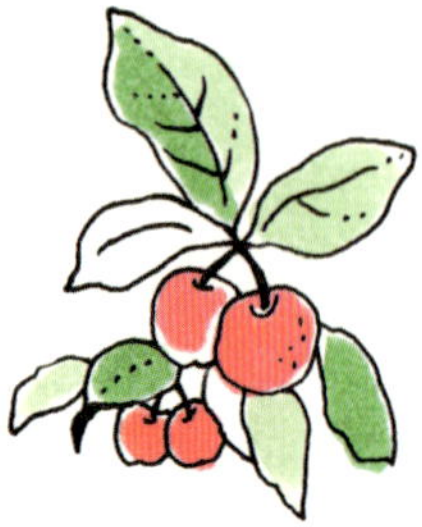

第一章 からだの不調・予防に

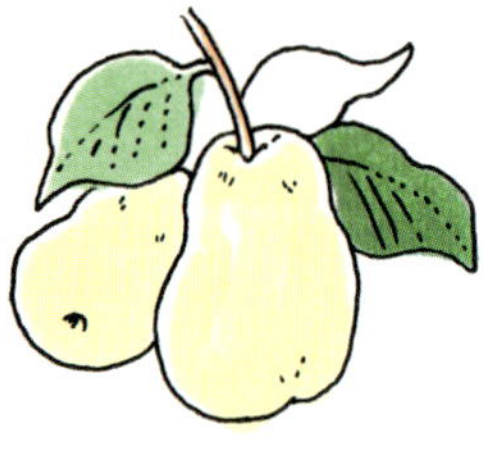

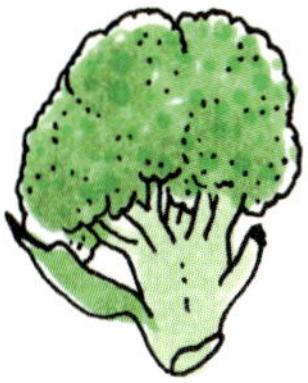

第二章 女性特有の悩みに

第三章
こころの不調に

第四章
気になる美容に

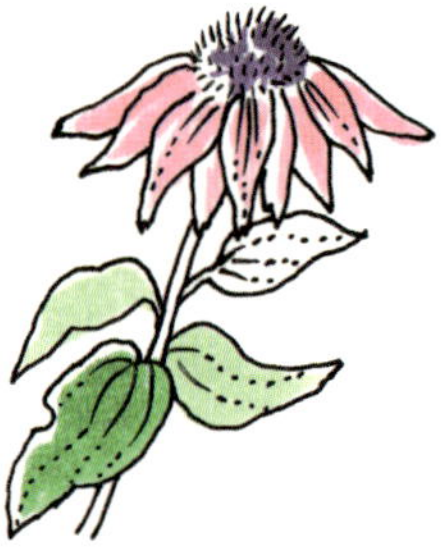

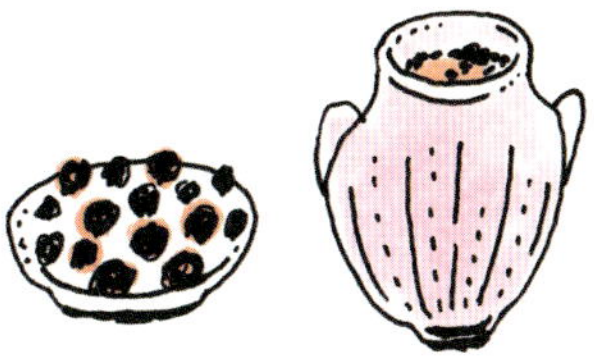

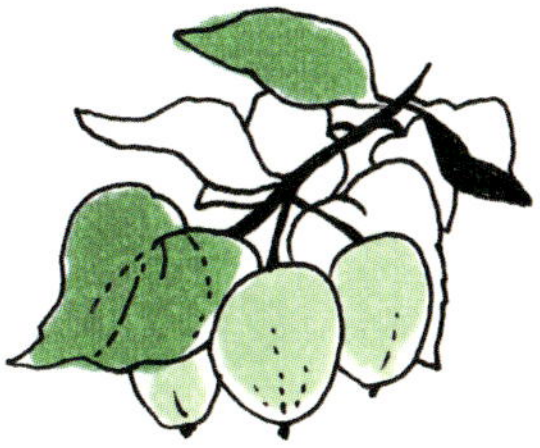

ハーブの効果を取り入れる方法

飲む

最も簡単な取り入れ方は「飲む」こと。直接体内に成分を取り入れるので、薬理効果も強くあらわれます。特にハーブティーは、一般的なカフェなどでもよく飲まれていて、すっかり身近になりました。このほか、欧米では手軽に飲める液体のチンキ剤や錠剤なども一般的。日本ではまだまだ取り扱いが少ないですが、少しずつ買えるものが増えてきました。なお、ヨーロッパでは精油（エッセンシャルオイル）を基材となるタブレットなどに数滴垂らして服用するといった処方もされますが、日本では一般的ではありません。

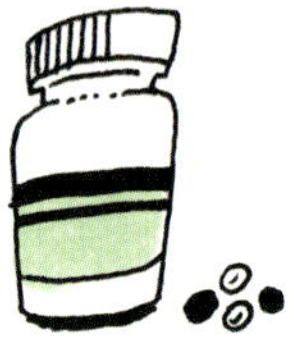

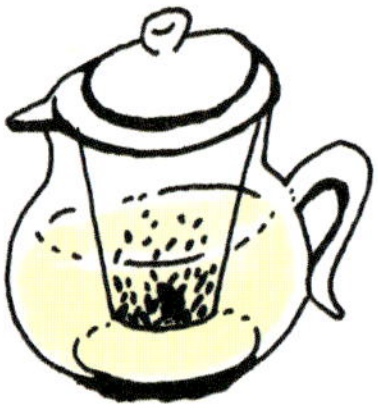

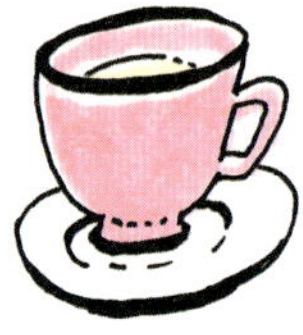

塗る

アロマテラピーの精油（エッセンシャルオイル）が一般的になって、「塗る」処方もおなじみのものとなりました。スパなどでも使われる、精油をブレンドしたオイルのほか、精油を配合したクリームやバームもあります。経皮吸収といって、皮膚から精油の成分が浸透し、血液まで入って効果を発揮します。〝効かせたい〟精油をチョイスし、ベースオイルと混ぜてオリジナルマッサージオイルを作るのがおすすめ。入浴剤を手作りする方法もあります。

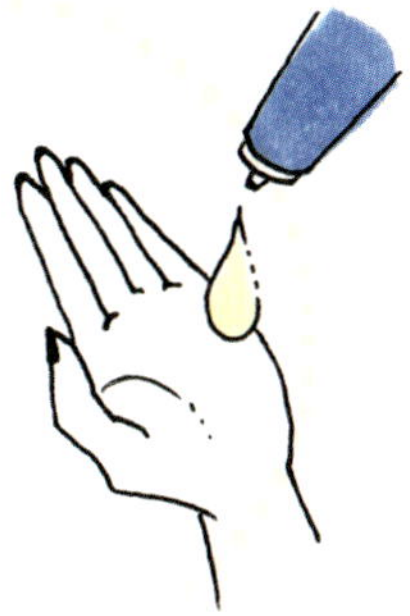

香る

実は「香る」ことも、植物の成分を取り入れる効果的な方法の1つで、私たちのからだとこころに大きな影響を与えてくれます。精油の香りが鼻から入ると、香り成分の細かな分子が鼻の奥にある嗅細胞《きゅうさいぼう》にキャッチされ、電気信号として脳へと伝達されます。最終的には、脳の中の視床下部《ししょうかぶ》という自律神経やホルモンの分泌を調整している場所へと伝わって、リラックス作用や、催淫作用などの生理活性を起こします。マッサージで精油の香りを嗅ぐのもいいですし、アロマポットで焚いたり、お湯に垂らして湯気で香らせる方法も。

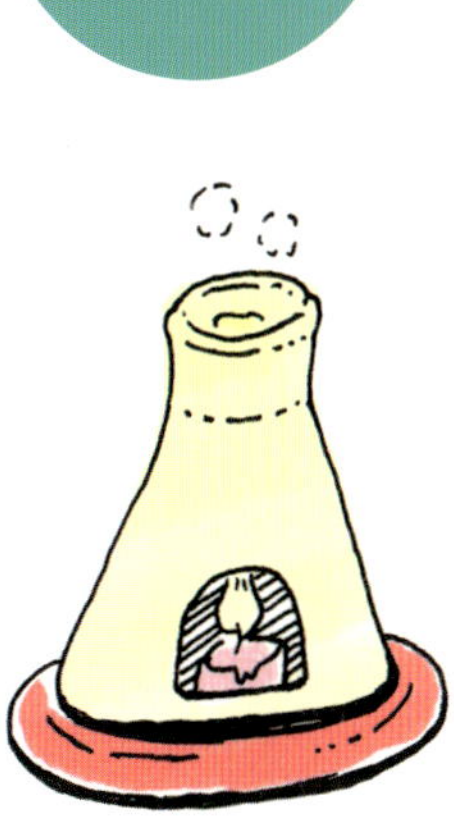

自然ぐすりを始めるまえに

植物の力を取り入れるカタチもさまざま

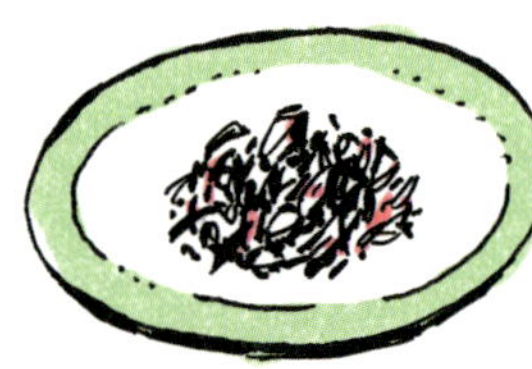

ハーブティーとは？

フランスでは「ティザンヌ」と呼ばれているハーブティー。一般的に、植物の葉や花や根を乾燥させて刻んだものをさします。熱湯で抽出するので、水溶性の有効成分を取り入れることができます。

特長：お茶として飲むことにより、有効成分をダイレクトに吸収しやすく、ビタミンやミネラルも摂取できます。

チンキとは？

フランスでは「タンチュメール」と呼ばれ、ハーブをアルコールやグリセリンなどに浸けて成分を浸出させるチンキ。水溶性と油溶性の両方の成分を抽出することができます。

特長：ボトルに指定されている量のチンキを水や湯で割って飲めばいいので、手軽にとることができます。

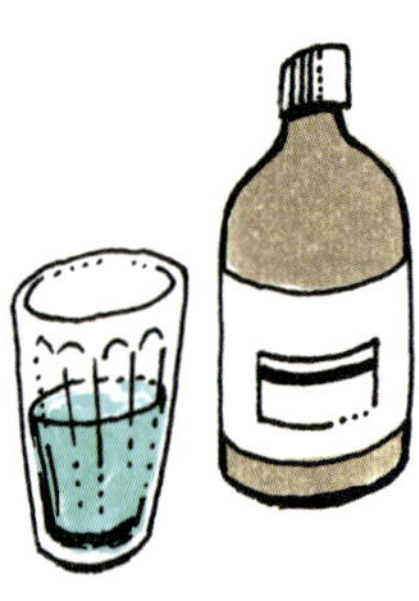

精油とは？

エッセンシャルオイルやアロマオイルという名で売られている精油。水蒸気蒸留法や圧搾法などで成分を抽出します。オイルなので、油溶性の有効成分を取り入れることができます。ハーブティーとは違う部分を使うこともあり、その場合は効用も異なります。

特長：比較的長期保存でき、マッサージに使ったり、香らせたり、使い方もさまざま。

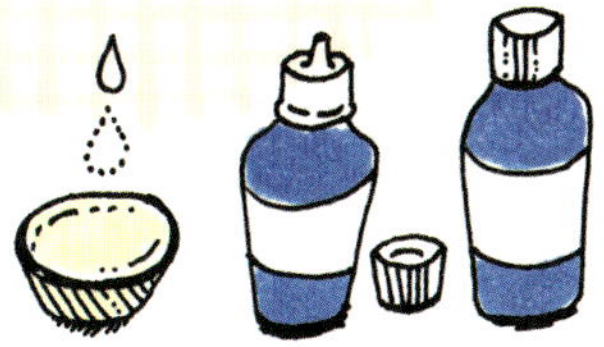

錠剤とは？

ハーブの成分を一定の形状に圧縮して飲みやすくしたもので、サプリメントなどの錠剤などがそう。植物オイルなどをジェルカプセルに封入したものもあります。

特長：味なども関係なく最も手軽に、体内に取り入れられます。

【この本では】

●ハーブティーやチンキでとる場合は「ハーブ」、精油を使う場合は「精油」、精油以外のオイルは「オイル」と明記しています。何も書いていないものは、野菜や果物など食材としてとるものです。同じ植物でも抽出部位によって期待できる効果が異なるので、用途に合わせて取り入れてください。

●植物の別名は、ペパーミント（ハッカ）など、本文中に（　）で表記しています。

自然ぐすりを始めるまえに

ハーブティーを効果的にいれるには

ティーポットを使う

温めておいた茶こしつきのティーポットに、ドライハーブを入れます。200㎖につき、ハーブは大さじ1杯程度が目安。ハーブをブレンドする場合は、全部合わせて目安の量になるように入れましょう。熱湯を注ぎ入れ、フタをして10～12分ほど蒸らします。

ポットでいれたほうがいいのは「アンフュージョン」といって、植物の葉や花を使ったハーブティーの場合。煮出さなくても十分、有効成分が抽出できます。最もポピュラーで、手軽にできる抽出方法です。

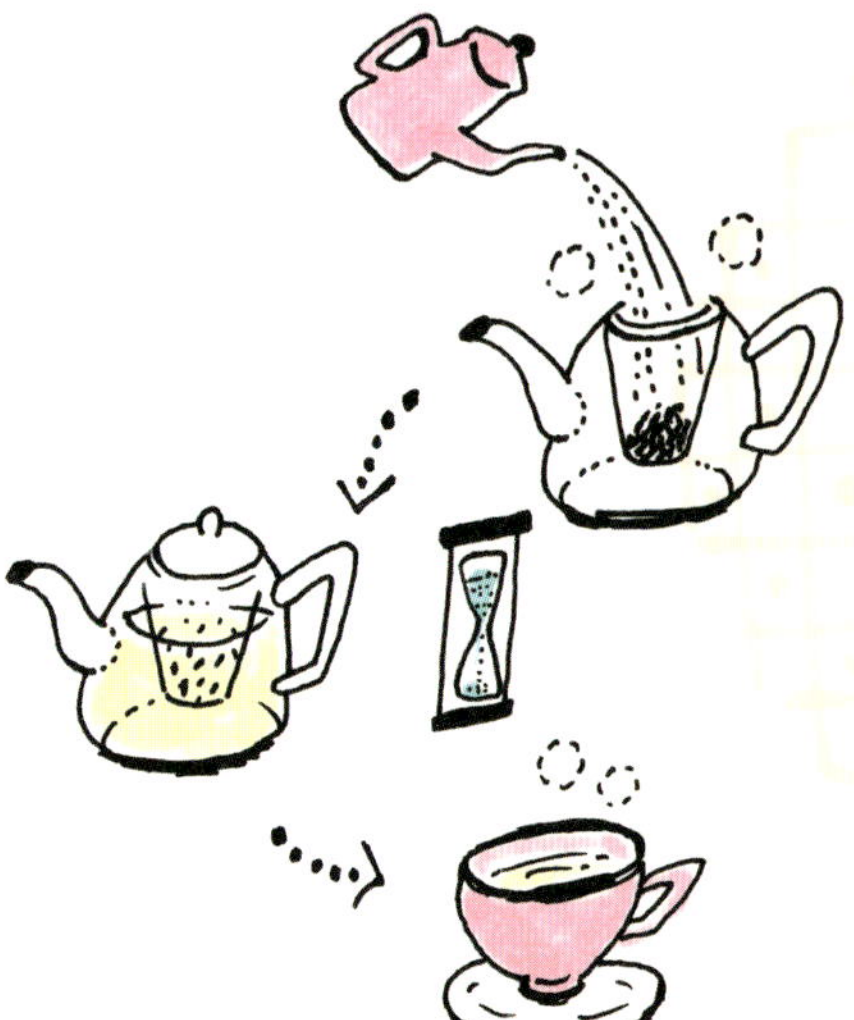

鍋を使う

鍋に水とドライハーブを入れて火にかけます。ぐつぐつと沸騰しない程度の温度に保って5〜10分、好みの濃さになるまで煮出します。茶こしを使ってカップに注ぎ入れます。

鍋を使って煮出すやり方は、「デコクション」といって植物の根を使ったハーブティーに合います。また、煎じぐすりのように濃い成分を抽出したいときにもよいでしょう。

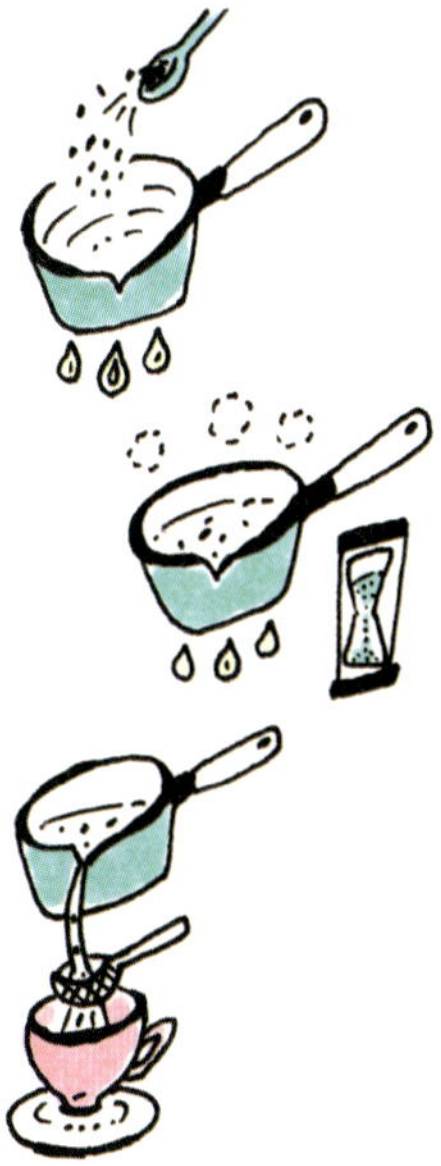

水出し

ドライハーブを常温の水に入れ、フタをして6〜8時間置きます。ハーブによっては向かないものもありますが、バレリアンやリコリスなどはこのやり方でもOKです。

フレッシュハーブを使う

フレッシュなハーブを温めたポットに入れ、熱湯を注ぎます。フタをして3分蒸らし、カップに注ぐと、フレッシュな香りを楽しめます。ただし、有効成分はドライハーブのほうが凝縮されているので、薬効を求めて飲む場合はドライのほうがよいでしょう。

自然ぐすりを始めるまえに

精油を効果的に使うには

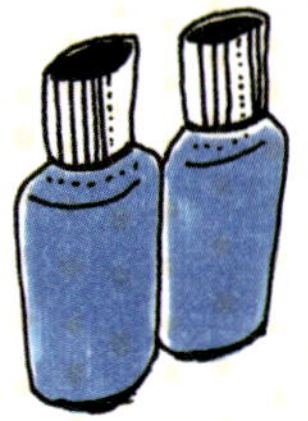

質のよいものを選ぶ

最近はバラエティショップなどあらゆるところでアロマオイルが売られていることもあるほど、値段も質もバラバラです。1つの目安として、学名や原産地、抽出方法が明記されているものを基準として選びましょう。特に肌に使用する場合は気をつけて。

マッサージにはベースオイルとブレンド

ほとんどの精油は、単体でそのまま肌に塗ることに向いていません。マッサージ用のベースオイルとなる植物オイルに数滴落として使う方法が一般的。ブレンドの方法やベースオイルの種類はP22を参照してください。

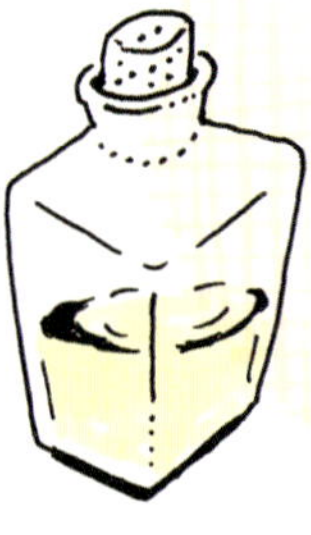

アロマポットで香らせる

「香る」方法で一番有名なのがアロマポット。受け皿に水を張り、好みの香りの精油を数滴垂らして下から温めます。アロマポットがない場合は、洗面器などに熱いお湯を張って精油を垂らすだけでも水蒸気で香りが楽しめます。

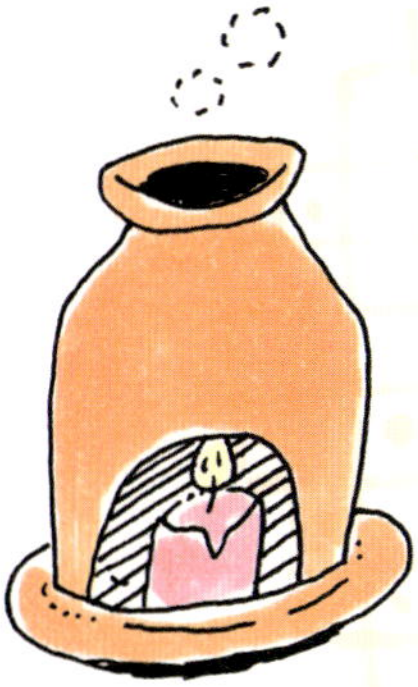

お風呂に入れる

天然塩に精油を垂らしてしっかり混ぜ、お風呂に入れればオリジナルのアロマソルトになります。お塩の成分でからだも温まるので一石二鳥。お風呂のお湯に精油を直接入れてしまうと、分離してしまって混ざりにくいので注意。

直接塗る、飲む場合は注意を

ラベンダーやティートリーといった一部の精油は、質のよいものであればベースオイルに混ぜることなく直接肌に塗ることができますが、肌に合わないと思ったらすぐにやめましょう。また前述したとおり、ヨーロッパのハーブ薬局では精油を「飲む」処方をされることもありますが、日本ではあまり一般的ではありません。

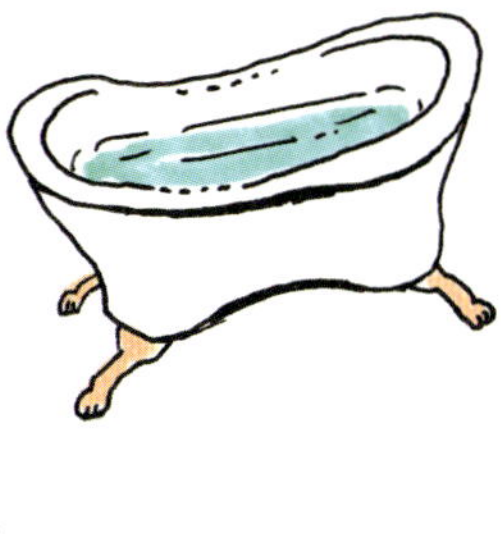

ブレンドオイルの作り方

マッサージなどに使うには、肌に直接塗るのに適したオイルをベースオイルとして、薬効が期待できる精油を混ぜたブレンドオイルを作りましょう。

一回ごとに作る

ベースオイルを手のひらに3～5㎖（五百円玉程度）用意し、精油を1滴垂らしたらよく混ぜ合わせて、そのままマッサージに使います。

ブレンドして多めに作る

いろんな精油をブレンドしたい場合は、多めに作って遮光ビンに入れておくと便利。ベースオイル25㎖に、精油を全部で5～10滴くらいになるようにブレンドして入れます。レモンなどかんきつ系の精油を使うと酸化しやすいので、1カ月くらいで使いきるのがベスト。それ以外でも3カ月以内には使いきりましょう。

おすすめのベースオイル

〔ホホバオイル〕
ホホバの種子からとれるオイルで、酸化しにくくリーズナブルで初心者でも使いやすい。髪や肌の乾燥を防ぎ、潤いを与える。

〔アルガンオイル〕
γ《ガンマ》－トコフェノールを豊富に含み、抗酸化作用を発揮するアンチエイジングオイルとして有名。顔にもボディにも使用できる。

〔モリンガオイル〕
奇跡の木と呼ばれるモリンガ（ワサビノキ）の種子からとれるオイルで栄養豊富。成分に含まれるオレイン酸は肌なじみがいい。

〔スイートアーモンドオイル〕
肌をやわらかくするエモリエント作用や抗炎症作用、メラニン抑制効果などがある。トロリとしたタイプで肌や髪にも使用できる万能オイル。

〔アプリコット種子オイル〕
皮膚軟化作用や、新陳代謝促進作用があるアンチエイジングオイル。肌のかゆみを抑えてくれる作用も。粘性がなくサラサラで使いやすい。

オイルスプレーの作り方

精油を混ぜたスプレーを作っておくと、肌に直接吹きかけられて便利。
ナチュラルな虫除けや消臭剤を作りたいときも応用できるスプレーです。

準備するもの

●精製水

精油と水を合わせるとき、カルキ成分が入っているとNGなので、水道水は使わないようにしましょう。薬局で売っている精製水を利用するのがおすすめです。

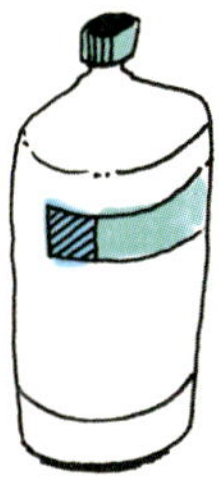

●無水エタノール

精油を水に溶かすには、油溶性成分と水溶性成分の両方を溶かすことができるアルコールの力が必要になります。ない場合は、ウォッカで代用できます。

●精油

目的の薬効がある精油を用意します。

作り方

約50㎖のスプレーを作る場合です。容器にエタノール5㎖と、精油を全部で10~15滴になるように入れ、よく振って混ぜます。さらに精製水45㎖を加え、よく振って混ぜます。

フランキンセンスやジャーマンカモミールなどにローズを合わせれば美肌スプレーに、ジャスミンやベルガモットにラベンダーなどリラックス系の香りを合わせれば寝室用のスプレーができます。本書では消臭スプレーなどの作り方もご紹介しています。

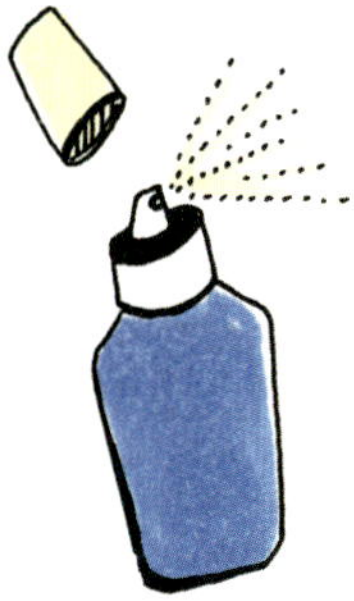

自然ぐすりを使うときの禁忌・注意点

●効果について

本書で紹介する自然ぐすりは、森田敦子がフランスで学び、パリ13大学の教授陣からのアドバイスを受けて実践してきた植物療法をベースに、日本に昔から伝わる民間療法や漢方もご紹介しています。ただし、医薬品ではありませんので、心配なことがある場合は必ず医師に相談してください。

●個人差があります

自然ぐすりの効能や作用には個人差があります。また、同じ人が使っても体調によって異なる反応が出る場合があります。

●子どもや高齢者が使う場合

自然ぐすりはおもに健康な成人を対象としています。子どもやお年寄りが使用する場合は分量を減らすなどの注意をしてください。

●治療中の場合

持病があり、治療中の方、薬を服用されている方は、必ず医師に相談してください。

●妊娠中の場合

妊娠している、または妊娠している可能性がある場合は注意が必要なものもあります。医師に相談のうえ使用してください。第二章では、妊娠中に使用する場合の注意点についてもまとめています。

●野菜・果物の農薬が心配な場合

自然ぐすりで紹介している野菜や果物は、皮に有効成分を含むものが多いため、できるだけ無農薬のものをとることをおすすめします。残留農薬が気になる場合は、重曹水に30分くらい浸したあと、タワシやブラシで全体をこするように洗い、流水で洗い流しましょう。

●精油を使う場合はパッチテストを

精油をマッサージなどに使う場合、成分が強いものもありますので、必ずパッチテストを行いましょう。ひじの内側など、皮膚のやわらかい部分に使いたいオイルを少量塗り、12〜24時間様子を見ます。かゆみや赤みなどの異常が出た場合は使用を止めてください。

【免責事項】

植物療法（フィトテラピー）は、日本では医療行為ではありません。ここに掲載されている内容は、植物の効果効能、心身の不調改善を保証するものではありません。事故やトラブルに関して本書は責任を負いかねますので、あくまでも自己責任においてご使用をお願いいたします。使用に不安のある方は、専門家や専門医に相談することをおすすめいたします。

〔自然ぐすりレポート❶〕

日本でももっと身近に植物療法を

パリ13大学　医薬学部
ベランジェール　アルナール教授

私は30年前にフィトテラピー（植物療法）をメインとした産婦人科クリニックを開業して以来、女性の健康のため、自然医学の実践を推し進めてきました。クリニック開業当初から、女性特有の疾患を治療するのに医学だけではない、自然治療が大切だと感じていたからです。医師としての実践だけでなく、フランス国内外へフィトテラピーを広めるため、教育にも力を入れてきました。フランスの国立大学で唯一フィトテラピー科が存在するパリ13大学医薬学部にて学科の責任者を務めていたのもその一環です。

森田敦子さんとは、パリ13大学で出会いました。今ではとても信頼しているパートナーです。私が1991年に設立した「AMPP（フランス植物療法普及医学協会）」は、森田さんの「ルボア フィトテラピースクール」とコラボレートし、日本での植物療法の教育に力を入れています。また、私のライフワークの１つである乳がん予防のための協会「オ・サン・デ・ファム（女性の乳房と健康を守る会）」の日本支部は、森田さんによって設立されました。日本でも女性疾患の治療やケア、予防として、植物療法をもっと生活の中に取り入れてほしいと強く願っています。

ベランジェール　アルナール教授 プロフィール

産婦人科専門医。1986年より自身のクリニックを開業し、院長に。1992〜2005年聖アンドレ病院フィトテラピー科勤務。1997〜2012年、パリ13大学医薬学部フィトテラピー学科の責任者となる。モロッコやチュニジアの大学でもフィトテラピー科の共同責任者を務め、2008年よりルボア フィトテラピースクールの特別顧問。「AMPP（フランス植物療法普及医学協会）」や「オ・サン・デ・ファム（女性の乳房と健康を守る会）」設立にも尽力し、現在は日本支部の名誉代表となっている。

第一章

からだの不調・予防に

風邪をひいた、のどが痛い、便秘・下痢で悩んでいる……といった日常の不調から、認知症やがんの予防といったことまで、自然ぐすりは幅広く対応してくれます。それぞれの症状に合わせて、自然の力をうまく取り入れていきましょう。

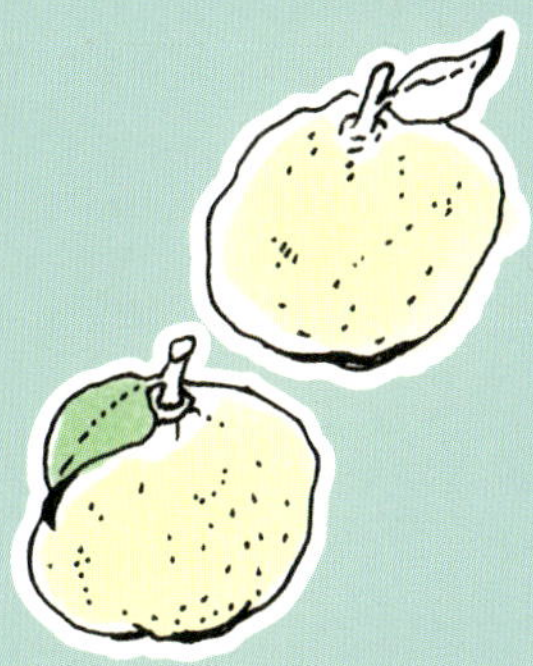

風邪をひいたら〈食べもの編〉

からだを温めたり、消化器や粘膜を保護してくれたり。
無理に食事をするより効果がある食材をご紹介します。

くず

風邪のひき始めにとりたい

くずの根を乾燥させたものは、「葛根《かっこん》」と呼ばれる漢方の生薬です。「風邪をひいたら早めに葛根湯《かっこんとう》を」と言われるのはご存知かもしれませんが、葛根湯の主成分もくずです。くずの根っこにはカリウムやビタミンK、イソフラボンの一種が含まれており、**からだを温める、発汗させる**といった働きがあります。

葛根湯には、熱や痛みをとるため麻黄《まおう》という薬草も多く配合されているので、風邪のひき始めに効果を発揮します。けれども風邪をひいてしまったら、良質なくずがあればまずはそれだけで十分です。お湯で溶いてくず湯にしても、煮物のとろみづけなどお料理に使ってもいいですし、面倒なときは少量をそのままかじっても構いません。麻黄のような強い作用はないので、我が家ではくず湯などの形で子どもにもしょっちゅうとらせています。

あちこちのくずを試しましたが、日本の奈良のものが有名。市販の「くず湯のもと」には砂糖が含まれて飲みやすくなっていますし、くずそのものを買うのもおすすめです。

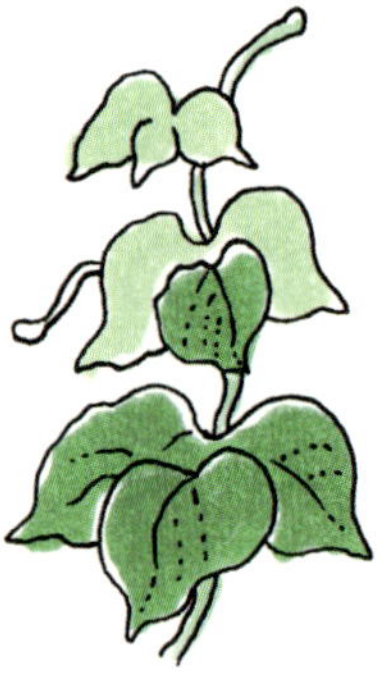

冬瓜《とうがん》

内側からからだを温める

韓国には出産後の女性が養生する「産後院」がありますが、そこでスープやお粥として登場するのが冬瓜。熱を加えても壊れにくいポリフェノールやビタミンC、カリウムなどを豊富に含んでおり、**内側からからだを温める**作用が。また、熱を加えると出てくるとろみには、**消化器や粘膜を保護する働き**があります。

冬瓜を食べるときのコツは、大事な成分が含まれる皮もいただくこと。農薬が気になる場合は、まるごと30分ほど重曹水につければ表面のものが取れていきます。

また、冬瓜はごぼうやにんじん、大根など「根のもの」と一緒に、味噌やしょうゆを使って調理すると効果がアップします。

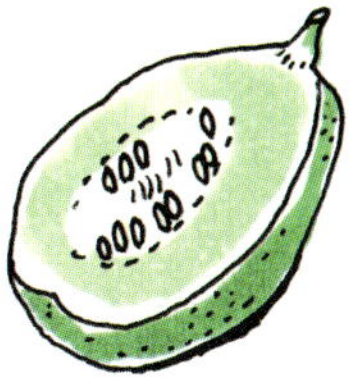

「冬瓜と根菜のくず煮込み」の作り方

❶ 1口大に切った冬瓜と根菜を鍋に入れ、あらかじめとった出汁をひたひたに注ぐ。

❷ みりん1：しょうゆ2の割合で味をととのえ、20分ほどコトコト煮る。好みで水で溶いたくず粉を加えてとろみをつける。

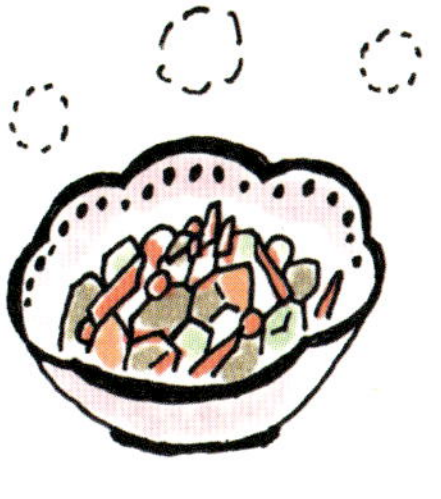

身の水分がスープに出るので、煮るときは種の部分も入れましょう。冬瓜からもとろみが出ますが、右ページでご紹介したくずを加えるとさらに相乗効果でからだが温まります。

自然ぐすりリスト

- くず
- 冬瓜

風邪をひいたら〈ハーブ編〉

ヨーロッパでは、風邪をひいたらまずハーブという人も。病院に行く前に、自分でできる自然ぐすりで体調回復を。

エキナセア［ハーブ］

弱ったからだの免疫力を高める

弱った免疫力を高め、抗菌力のあるエキナセア。風邪やインフルエンザ、花粉症、アレルギー性鼻炎などの症状緩和に役立ってくれます。

手軽でおすすめなのはハーブティー。風邪のひき始めに飲むと効果的なので、流行しているときにハーブティーを予防的に飲むのもいいでしょう。**実際に風邪をひく率が減った、治りが早まったといった研究も多数報告**されています。

ハーブティーは200㎖のお湯に対して大さじ1杯が目安。10分抽出したものを食間に飲みます。ユーカリラジアタやタイムとブレンドすると鼻づまりやのどの痛みにもいいでしょう。

エキナセアのチンキも市販されていますが、これは子どもの風邪のひき始めや、お年寄りの肺炎予防にも使われます。もちろん風邪をひいてしまってからでも、疲れを感じたときなどにも効果的です。

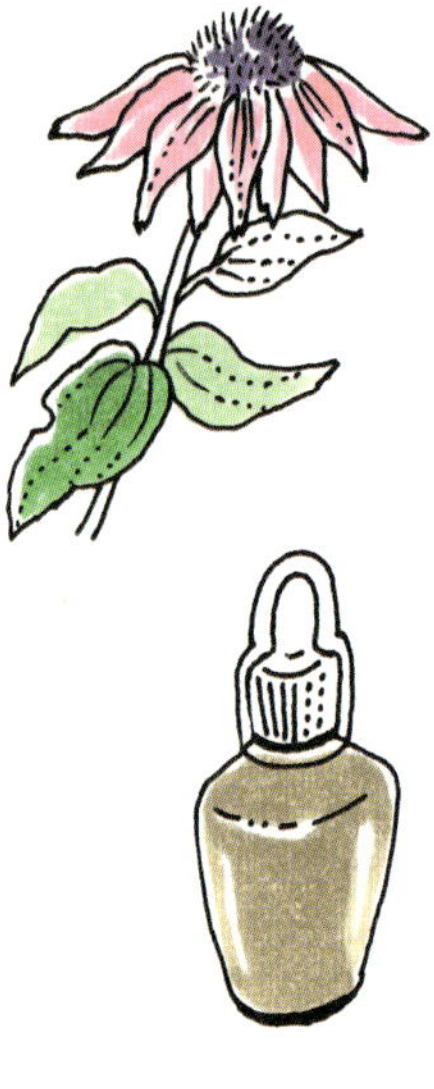

エルダーフラワー［ハーブ］

インフルエンザの特効薬

「インフルエンザの特効薬」と言われるエルダーフラワー。**利尿作用や発汗作用が高く、体内の毒出しをする働き**があるので、風邪をひいたらハーブティーでとりましょう。熱いうちに飲むと汗が出て、症状がぐんと軽くなります。最近はシロップが売られていますので、水やお湯、炭酸水で割ったり、料理に利用しても。

粘液をととのえる作用も優れているので、花粉症や鼻炎、アレルギー症状の緩和にもおすすめ。ヨーロッパでは、古くから子どもや妊婦も使える風邪予防薬として民間療法的に使われてきました。マスカットのような甘くて飲みやすい香りです。ビタミン、ミネラルが豊富なネトル（P60）とブレンドして飲むとさらに相乗効果が得られます。

レモン＋ローズマリー［精油］

殺菌・消毒効果が高い

レモンの精油は、殺菌や消毒作用に優れていることで知られています。果汁ではなく果皮の部分に有効成分が含まれますので、ぜひ精油を活用してください。**予防だけでなく、熱が出た風邪のときにも活躍**してくれます。

血流をアップさせるローズマリーの精油と1：1でブレンドし、アロマポットで焚くのがおすすめ。レモンの精油はのどの痛みや咳も緩和するので、コップ1杯（200㎖）の水に1滴垂らし、子どものうがいに使うのも便利です。

自然ぐすりリスト

- エキナセア
- ユーカリラジアタ
- タイム
- エルダーフラワー
- ネトル
- レモン
- ローズマリー

風邪の予防

家族の誰かが風邪をひいたら、全員でこんな予防を。うつし合って長引くことなく、風邪をやり過ごせます。

ユーカリラジアタ、タイム、ティートリー

［精油］マッサージでぽかぽかに

風邪を予防するなら、**抗菌効果の高い精油**がおすすめです。**マッサージやうがいに使って、風邪予防**に役立ててください。

手軽でおすすめなのは、精油によるマッサージです。マッサージ用のベースオイルを手のひらに少量（3～5㎖）取り、そこにユーカリの精油を1滴、あればタイムの精油も1滴加えます。このオイルでのどから胸、背中をマッサージするとからだがぽかぽかと温まります。最後に、オイルが残った手のひらを鼻の前にもってきて3回深呼吸しましょう。ユーカリに含まれる鎮静、解熱作用のあるα－ピネンや、粘液排出、抗炎症作用のある1・8－シネオールといった成分で、のどと鼻がスーッとラクになります。その後、やや枕を高くして眠ると夜もラクに過ごせるでしょう。

ティートリーも**抗菌作用がある**ので、うがい水として日頃から使ってください。コップ1杯（200㎖）の水に1滴垂らすのが目安です。

また、寝室などで洗面器にお湯を張り、これらの精油を垂らして蒸気を吸ったり、ベースオイルで希釈したものを鼻の入り口に塗るのもおすすめです。

びわの葉

咳の出始めにはびわ茶を

びわの薬効は、実ではなく肉厚の葉にあります。びわの葉に含まれるアミグダリンという成分は、体内でビタミンB_{17}になります。これは**抗がん作用があると国際的にも注目されている特別なビタミンで、炎症を抑えて血液を浄化**してくれます。日本ではびわ温灸が有名ですが、びわ茶やびわ風呂でも薬理効果は引き出せます。

びわの葉茶は、10～12分ほど煎じましょう。少し苦味がありますが、ぜんそくになりそうなとき、咳の出始めに飲むと効果てきめんです。

袋に入れてびわの葉風呂にするとからだの芯から温まり、湯冷めしにくくなります。

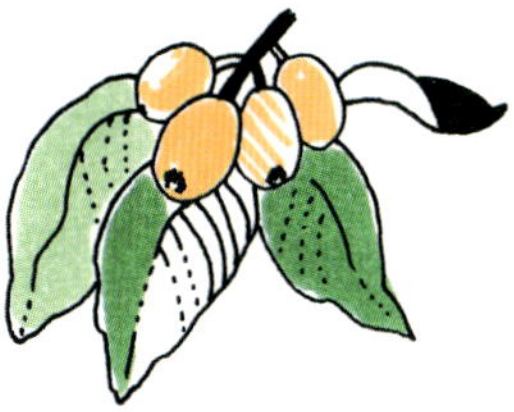

MINI COLUMN

子ども、お年寄りの風邪対策

アロマオイルは、子どもやお年寄りの風邪予防にも効果的です。精油でのマッサージは子どもなら3歳くらいから可能。広島の介護施設（詳しくはP112）では、アロマオイルでのマッサージを取り入れたところ風邪をひく方が激減し、肺炎の方が出なくなったというほど。また、アロマディフューザーやオイルスプレーを使って部屋を抗菌する方法は、赤ちゃんのいる家でも問題なく行えます。くず湯も適度に冷ませば何歳からでも飲めますので、こまめに取り入れてください。

自然ぐすりリスト

- ユーカリラジアタ
- タイム
- ティートリー
- びわの葉

発熱

からだに炎症が起きると、白血球が働き発熱します。抑えるのではなく、熱を思い切り出して排出させるのがおすすめです。

梅醤番茶《うめしょうばんちゃ》 思い切り熱を出し切る

からだを温める食材で作る梅醤番茶は、**熱を出させる作用が高い飲み物**なので発熱ケアにぴったり。2杯も飲めばぽかぽかと温まり、ワキや背中から汗がにじみ出てきます。体温が上がることで白血球の働きが高まってからだの炎症が落ち着き、余分な水分が排出されてストンと熱が下がっていきます。

汗をかくのがポイントなので、よくふいたり下着をこまめに変えるなどして体を冷やさないように。なるべく解熱剤の使用は避け、**発汗を促して熱を出しきる**自然なケアがおすすめです。

「梅醤番茶」の作り方

❶梅干し1個を湯のみに入れる。
❷しょうゆ小さじ1、生姜おろし汁少々を加える。
❸梅干しをほぐし、番茶を注ぐ。

梅醤番茶を作るときには、できたら番茶を使ってください。おろした大根のピリピリした辛味成分にも温め作用があるので、あれば大根おろし汁を加えても。また、このとき使う梅干しやしょうゆは、添加物などの入っていないものを選ぶのが大切です。

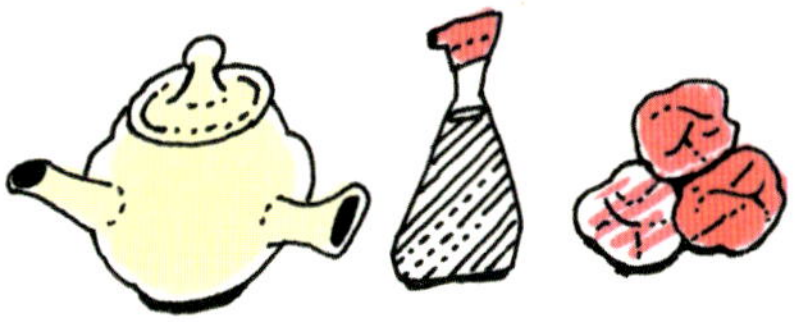

レモン、ラベンサラ［精油］

子どものマッサージにもおすすめ

発熱を伴う風邪のとき、**自然に体温を下げたり消毒してくれる**のがレモンの精油。香りがよいのでリラックスできますし、発熱時にだるくなりがちな気持ちを引き立たせてもくれます。子どもも好きな香りなので、これでマッサージをしてあげましょう。もしあれば抗菌作用・抗ウイルス作用の高いラベンサラの精油を1：1の割合で加えるのもおすすめ。ラベンサラはマダガスカルで**「体にいい葉」と呼ばれ、万能薬として使われてきた植物**です。免疫力を高めてくれ、子どもや妊婦さんにも使えます。

ベースオイル5㎖に各1滴を加え、全身をマッサージしてオイルを浸透させます。ただしレモンの精油は太陽光と相性がよくないので、直後に直射日光に当たらないよう注意しましょう。

ペパーミント［精油］

ひんやりしながら温める

その清涼感から冷やす効果があると思われがちなペパーミント（ハッカ）ですが、肌下の血流を促し、温めてくれる作用もあるのが面白いところ。**温熱と冷却、両面の作用をもつ珍しい精油**です。つらい発熱のときは洗面器に水を張り、ペパーミントの精油を数滴垂らしておしぼりを作りましょう。これで額などほてった部分を冷やすとひんやり心地よく、しかも無理に解熱させず自然の流れでケアできます。発熱に伴う頭痛などの症状も和らげてくれます。

自然ぐすりリスト

- 梅
- 生姜
- 大根
- レモン
- ラベンサラ
- ペパーミント

のどの痛み・咳・たん

のどの粘膜に直接作用する精油の吸入はもちろん、抗菌力の高いお茶やエキスを上手に取り入れて。

オレガノ［精油］　のどの抗菌に最適

〝天然の抗生物質〟とも呼ばれるオレガノの精油。副作用の心配もなく使えるため、オーストラリアなどでは風邪やインフルエンザの流行るシーズンになるとヘルスフードストアにずらりと並ぶほど人気があります。

抗菌作用があるので、大きな綿棒に精油を垂らし、直接のどにぬりましょう。また、コップ1杯の水に精油を1滴垂らしてうがい水にするのもおすすめです。

ユーカリラジアタやラベンダー、ティートリーでも代用可能です。

カリン　咳やたんを鎮める〝のどの果実〟

ビタミンCやクエン酸といったのどの痛みをとる成分を含み、熱を加えるとアミグダリンという咳やたんを鎮める成分が発生するカリンエキス。**中国では2000年前から咳止めとして使われてきた**ほど有名な〝のどの果実〟です。

エキスを水や湯で薄めて飲むほか、ヨーグルトなどに加えても。食物繊維が豊富なので、シロップ漬けなどの場合は実も食べましょう。

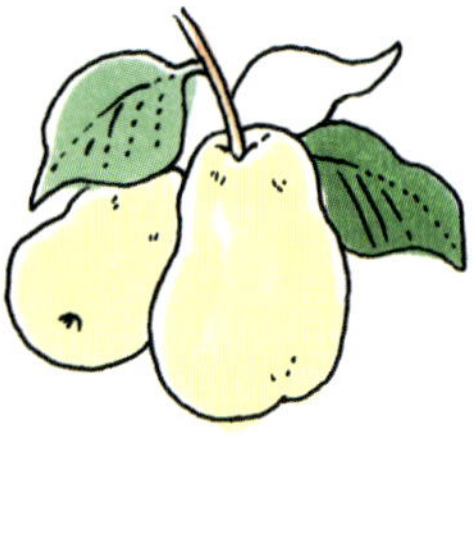

大根おろし汁

辛味成分がのどに効く

おろした大根にはピリッとした辛味がありますが、これはアリルイソチオシアネートという**ポリフェノールの一種**。大根のおろし汁が酸素と反応して出るアクのようなもので、これがのどの痛みに効果てきめん。**大根おろしをしぼって、その汁を飲むとのどの痛みがスーッと治ります**。大根の細胞が破壊されたときに出てくる成分なので、生の大根をかじっても同じ効果は得られません。しぼり汁にハチミツを加えれば飲みやすくなります。

同様にして、れんこんのおろし汁ものどの痛みを鎮めるのに使えます。咳やたんを切ったり、ぜんそくを予防するときにもおすすめです。

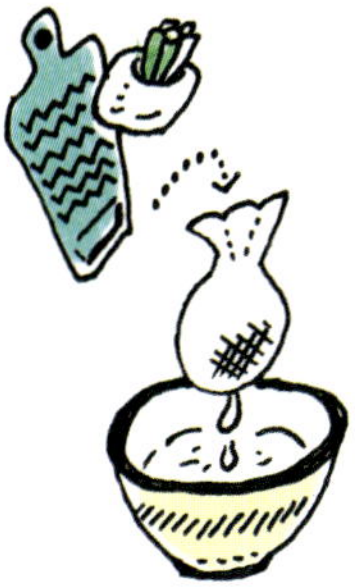

ごぼう

免疫力を高めるごぼう茶を

抜群の抗菌力を誇り、免疫力も高めてくれるのがごぼうです。食物繊維が豊富というだけでなく、実はポリフェノールが4種類（タンニン、サポニン、クロロゲン酸、アルクチゲニン）あり、**抗酸化力が高い食材**なのです。しかもこれらのポリフェノールは水溶性なので、お茶で手軽にとることができます。

市販のごぼう茶でも十分ですが、お茶を手作りしたり料理に使う場合は、有効成分が含まれる皮を落とさないのがポイントです。

自然ぐすりリスト

- オレガノ
- ユーカリラジアタ
- ラベンダー
- ティートリー
- カリン
- 大根
- れんこん
- ごぼう

ぜんそく・気管支炎

ぜんそくや気管支炎は、こじらせると大変なので早めのケアが鍵。植物の力を借りれば、子どもやお年寄りにもやさしくお手入れできます。

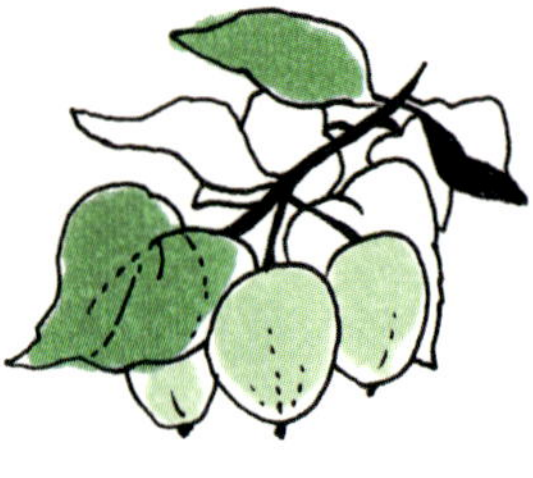

ユーカリラジアタ ［精油］ 就寝前に胸もとに塗って呼吸をラクに

抗菌作用があり、空気を浄化したり、たんを鎮める作用があるユーカリラジアタ。香りがやさしく刺激も少ないのが特徴です。成分の1・8-シネオールは粘膜の炎症を和らげ、菌を外に排出する作用があります。**気管支が弱い人や子どもが使っても安心な精油**です。手持ちのマッサージクリームやベースオイル3～5㎖に精油2滴(子どもは1滴)を加えて使います。寝る前に胸もとに塗って、呼吸をラクにしましょう。

ラカンカ 活性酸素から身を守る

〝長寿の神様の果物〟と呼ばれるラカンカ。活性酸素の害からからだを守るフラボノイドやミネラル、ビタミンを豊富に含みます。中でも**粘膜や粘液についた活性酸素を取り除く物質が多い**ので、気管支がヒューヒューいうぜんそくのケアにはぴったり。エキスを水や湯で割ったり、飲み物に混ぜたりしてゆっくり飲みましょう。また、ラカンカの甘味料にはアレルギーを抑える働きもあります。

ジャーマンカモミール 〔ハーブ、精油〕

アレルギー疾患のぜんそくケアに

アレルギー疾患であるぜんそくのケアに活躍してくれるジャーマンカモミール（カミツレ）。**季節の変わり目やストレス、風邪がきっかけで出るアレルギー反応を抑えるアズレンが豊富**に含まれているので、ハーブティーで飲みましょう。まろやかな味わいで、リラックス効果があるので心の緊張もほぐしてくれます。日頃から飲んでいると、ぜんそくの症状が和らぎます。

ベースオイル5㎖に精油2滴を垂らしたオイルで胸もとをマッサージするのもいいでしょう。3歳以下のお子さんには、アロマポットで焚く、洗面器のお湯に精油を垂らして蒸気を呼吸させるのもおすすめ。ぜんそくは夜間にひどくなるので、寝る前のケアがベターです。

スギナ 〔ハーブ〕

咳を鎮める効果が

スギナ（ホーステール）はぜんそくの予防にも、症状が出てしまったときの緩和にもぴったりです。ポリフェノールの一種であるサポニンやエキセトニンといった成分は鎮痛・鎮痙《ちんけい》作用にすぐれています。また、スギナはミネラルの宝庫と言われ、**ぜんそくや気管支炎で細く締まってしまう気管支を広げてくれる働き**があります。また、スギナに含まれるケイ素は髪や爪、肌を美しくするミネラルとして知られていますが、のどの粘膜にも効果があります。日頃からお茶としてとりましょう。

自然ぐすりリスト

- ユーカリラジアタ
- ラカンカ
- ジャーマンカモミール
- スギナ

胃痛

ストレスや緊張が引き金となって起こりやすい胃痛。荒れた胃粘膜をいたわる植物を取り入れ、症状を落ち着かせつつ栄養も補給しましょう。

リコリス ［ハーブ］

メンタルからくる胃痛を緩和

体内の粘膜を守ってくれる働きがあり、消化器官のトラブルを緩和してくれるリコリス（甘《かん》草《ぞう》）。成分として含まれるグリチルリチン酸が消炎・鎮静作用をもつため、**胃や十二指腸などのトラブル、中でも潰瘍《かいよう》の症状に効果**があります。特に、ストレスで胃酸が出すぎていたり、胃に穴が開いていたり、粘膜に炎症が起きているときなどにぴったり。ハーブティーやチンキ、あるいはサプリメントでとりましょう。

オクラ

ぬるぬる成分で胃腸の壁を保護

オクラのぬるぬる成分であるムチンと、水溶性食物繊維のペクチンは消化器官の粘膜を保護してくれます。これは唾液や胃液などにも含まれている成分で、**炎症が起きた胃の粘膜を修復する働き**もあります。タンパク質の吸収を助けるので、胃潰瘍の予防にもなります。オクラだけでなく納豆やモロヘイヤ、ヤマイモなどにも含まれているので、これらを混ぜたネバネバ納豆もおすすめです。

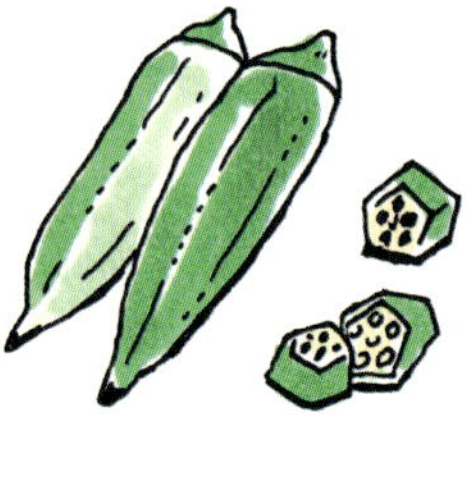

キャベツ
生でとれば、手軽な〝食べる胃腸薬〟に

キャベツには、ビタミンCやU、カルシウムが含まれますが、中でも**ビタミンUは、胃腸薬の原料になるほど胃腸にとって有効な成分**。ストレスなどで傷ついた胃腸の粘膜を修復するのに役立ちます。胃や十二指腸にとってなくてはならない存在ですが、熱には弱いのでサラダなどにして生のまま食べるのがおすすめです。

また、**胃粘膜を補強するビタミンK**を含む野菜としても知られており、ここ数年で脚光を浴びるようになってきました。もともと身近でありながら、毎日とるのであれば、1日に葉を1～2枚程度食べるだけでいいという、手軽さも嬉しい食材です。

MINI COLUMN

江戸時代から有名な生薬《しょうやく》、松の葉

松の葉は、実は昔から伝わっている漢方の1つ。9世紀に弘法大師が唐から持ち帰ったとされており、長寿の薬として珍重されてきました。「松竹梅」という言葉も、松のエキスをとって病気知らずでぽっくり亡くなるのが「松の死に方」とされたことから生まれたと言われています。

ストレスでコルチゾールが分泌され、胃の粘液が少なくなっているときのケアにもぴったりです。松の葉の有効成分により自然治癒力を高める「松寿仙」という医薬品が販売されています。

自然ぐすりリスト

- リコリス
- オクラ
- キャベツ
- 松の葉

胃腸の疲れ

不規則な生活をしていると、どうしても胃腸が酷使されがちに。
その働きをサポートし、疲れから回復させる〝食べる薬〟と精油をご紹介。

キャベツ

胃腸薬のもとになる成分がたっぷり

消化酵素であるイソチオシアネートを豊富に含む食材の代表がキャベツ。加熱するとビタミンが壊れてしまうので、生の状態で食べましょう。焼肉屋ではよく生キャベツと味噌が出てきますが、これも消化を促すためです。

また、キャベツに含まれるビタミンUは胃の粘膜を保護したり、血行を促してくれる成分として胃腸薬に配合されています。**生のキャベツをかじれば胃腸をととのえる**ので、胃腸を酷使しがちな人は常備したい野菜です。

［キャベツ＋塩＋ごま油サラダ］の作り方

❶キャベツを千切りにする。
❷ごま油と塩をぱらりと振る。

生キャベツをよく噛んで食べると、唾液が多く分泌されるので、成分を吸収しやすくなります。ごま油は低温圧搾の良質なものを、塩はミネラルたっぷりの自然塩を選ぶといいでしょう。ビタミンEやゴマリグナン、それにミネラル類も同時にとれる極上のサラダです。

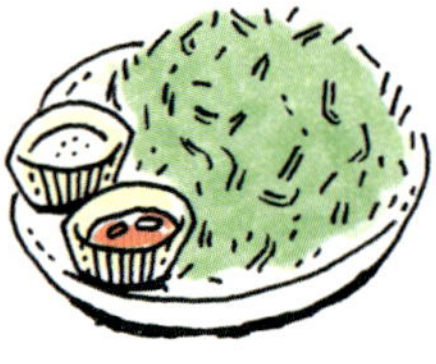

れんこん、ごぼう、八丁味噌

胃腸を丈夫にしてくれる根菜と発酵食品

れんこんは**胃腸を丈夫にするだけでなく、強壮薬としても使われる**野菜です。れんこんに含まれるムチンという成分は、粘液に含まれるのと同じもので、消化を助け、粘膜を守ってくれる働きが。ムチンは熱に弱いのでサラダなどにして生で食べるのもおすすめです。

また、ごぼうには**便通をよくしたり、精力を増進させてくれる働き**があります。食物繊維の一種であるイヌリンという成分には利尿作用があり、余分な水分や老廃物を排出してくれます。

どちらの野菜も**アク抜きせず、皮も使うのがポイント**です。

ほか、天然の整腸剤ともいえる発酵食品もぜひ日常に取り入れましょう。中でもおすすめは**長期熟成で強い抗酸化作用をもつ**八丁味噌です。

ペパーミント、ユーカリラジアタ、ラベンダー

［精油］香りで胃もすっきり

胃腸が疲れすぎて何も食べる気がしないというときは、精油を使ったマッサージを試してみましょう。

真っ先におすすめしたいのは、すっきりした香りのうえ**健胃作用のある**ペパーミント。ベースオイル5㎖にペパーミント、**抗菌作用の高い**ユーカリラジアタ、ラベンダー各1滴を加え、香りを吸い込みながら胃のまわりをマッサージします。疲れた胃腸を外側から鎮静しつつ、爽やかな香りですっきりさせてくれます。

自然ぐすりリスト

- キャベツ
- れんこん
- ごぼう
- 八丁味噌
- ペパーミント
- ユーカリラジアタ
- ラベンダー

食べ過ぎ

同じ胃の疲れでも、暴飲暴食によるものかストレス由来のものかで対処が異なります。食べ過ぎてしまったときによいものをご紹介。

マルベリーリーフ［ハーブ］

新陳代謝を促す〝天然のインシュリン〟

驚くほどのビタミン類やミネラル類を含み、新陳代謝を促す働きがあるマルベリーリーフ（桑の葉）。桑というと実を思い出す方も多いかもしれませんが、有効成分を多く含むのは葉のほう。また、マルベリーに含まれるイヌリンには、血糖値の急上昇を抑える作用があり、〝天然のインシュリン〟と呼ばれるほど。ダイエットサプリの成分としても有名で、**内臓脂肪がつきにくくなったり便秘が解消されたり**と、食生活が乱れがちな現代人にはありがたいハーブです。マルベリーティー（桑の葉茶）として市販されていますので、煎じて、できれば食事の前に飲むとよいでしょう。

食べ過ぎで問題なのは、それによって血糖値が上がってしまうこと。糖尿病を誘発しますし、落としにくい内臓脂肪がついたりコレステロール値が上がったりと、健康面でさまざまな弊害が生じます。**マルベリーリーフの成分が体内にあると、糖への働きかけが通常の数十倍になるので、こういった弊害を防ぐことができる**のです。

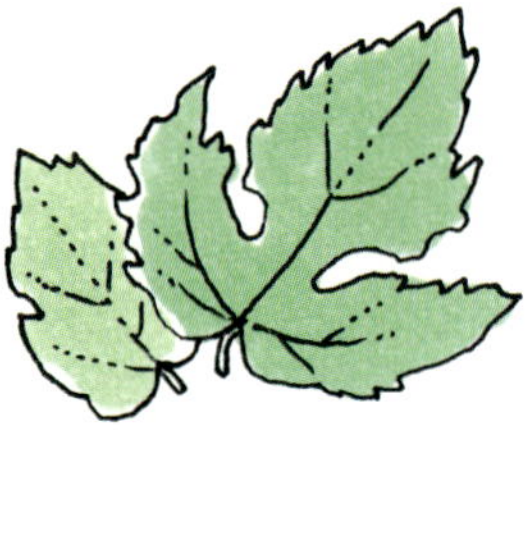

かぶ、大根

胃腸を丈夫にする春の七草

春の七草に入っている薬草としておなじみのかぶや大根。**ビタミンCや、ジアスターゼなどの消化酵素がたっぷり含まれているので、食べ過ぎたときに胃腸の働きを助けてくれます**。火を通さず、そして有効成分の多い皮をむかず、そのまま生で食べるようにしましょう。かぶは薄切りにして酢漬け、塩漬けにすれば、おいしい箸休めにもなってくれます。大根はおろしたものをおかずに添えてもいいですし、食べ過ぎでお腹がはったときにはおろし汁を飲むのもおすすめ。大根をおろしたものに、あれば生姜汁をかけて飲むと、お腹があっという間にすっきりします。

かぶも大根も、生のものをこまめに食べていると、次第に胃腸が丈夫になっていきます。

きくいも

ダイエットサプリの原料としても有名

マルベリーと同様、イヌリンを豊富に含むのがきくいも。秋から冬にかけて収穫されるいもで、**食事によって血糖値が上がりすぎるのを抑えるという作用**があります。

きくいもを原料にしたサプリメントも市販されていますが、野菜の直売所や道の駅などできくいもが手に入ったときは、煮物を作ってみましょう。一口大に切ったきくいもや長いも、それに鶏肉を出汁としょうゆ、みりん、酒でさっと煮ればでき上がりです。

自然ぐすりリスト

- マルベリーリーフ
- かぶ
- 大根
- きくいも

食欲がない

食欲が落ちる原因はさまざまですが、ここでは暑くて免疫力が落ちたり、胃腸の調子が悪い、疲れを感じるときにおすすめのものをご紹介します。

生姜

温めて活力をアップさせる万能薬

免疫力が落ちて食欲が低下しているようなときは、温め効果があって活力をアップさせてくれる食材として生姜がぴったり。漢方ではショウキョウと呼ばれ、漢方薬の7割くらいに含まれるほどメジャーな生薬です。**冷えてしまっているからだを温め、排出力も上げてくれます。**

刻んだ生姜を料理に使ったり、乾燥させたものをお茶にしたりとさまざまな使い方ができます。含まれるジンゲロールを加熱したときに得られるジンゲロンが**胃腸の血行を高めてくれる**ので、加熱してとるのがポイントです。

シナモン

胃液分泌を調整するスパイス

食欲がないときには、胃液がきちんと分泌されず、胃粘膜が荒れているもの。胃液の分泌をととのえつつ炎症も抑えてくれる便利なスパイスがシナモン（ニッキ）です。独特の香りに含まれる桂皮《けいひ》アルデヒドには、**消化を促し、血液循環を高めて温める働き**が。**むくみを排出する作用**もあるので、夏バテや生理のときにもおすすめ。パウダーを飲み物に加えたり、市販のシナモン茶を利用しても。特に夏場の食欲不振は冷たいもののとりすぎが原因であることが多いので、温かい飲みものに入れて飲みましょう。

ブロッコリー

特別なポリフェノールを含む優秀野菜

ブロッコリーは野菜ではありますが、成分を見るとまるで薬草。特に、最近スーパーなどで売っているスプラウト（芽）や、ブロッコリーの芯の部分には特別なポリフェノールが豊富なので、サプリメントのような感覚でこまめにとって損はありません。これらに含まれる**ビタミンKは胃腸の疲れや胃痛に効果てきめん**で、胃痛の市販薬にも使われるほど。**ミネラルや抗酸化成分もとれる**ので、毎日でも食べてほしい食材です。また、スプラウトには抗酸化成分やデトックス作用のあるスルフォラファンという成分が豊富なので、こちらもサラダなどでとるのがおすすめです。

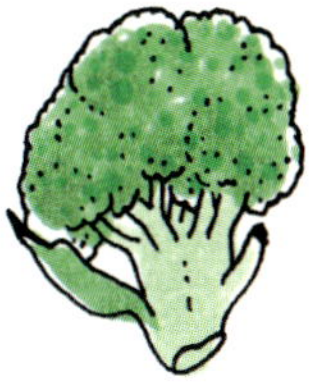

ベルガモット［精油］

マッサージで胃腸の働きをよくする

外から胃腸に働きかけるなら、おすすめは鎮痛・鎮静作用があるリモネンや酢酸リナリルを豊富に含むベルガモットの精油です。**胃腸の収縮運動を促したり、胃痛を鎮める働き**があります。食欲がないときにはベースオイルにベルガモットの精油を数滴垂らし、お腹を「の」の字を描くように数分マッサージしましょう。香りには心を明るくする作用もあり、摂食障害の改善に使われることも。スイートオレンジや柚子の精油で代用することもできます。

自然ぐすりリスト

- 生姜
- シナモン
- ブロッコリー
- ベルガモット
- スイートオレンジ
- 柚子

頭痛

植物療法による頭痛ケアは、眠くなるという副作用がないのも魅力。効果を打ち消しあってしまうので、一般的な頭痛薬との併用は避けけましょう。

メリッサ［ハーブ］

こわばりをゆるめて和らげる

痛みを和らげる作用と、痛みからくるストレスを落ち着かせる作用をあわせもつメリッサ（レモンバーム）。レモンのような爽やかな香りとほのかな甘味が特徴です。**神経の使いすぎで筋肉がこわばったときにこれをゆるめる働き**もありますので、ハーブティーでいただきましょう。大さじ1杯を、200㎖のお湯で10分ほど抽出します。あればペパーミントとブレンドするのがおすすめ。育てやすいので、家庭菜園に加えるのもいいでしょう。

ペパーミント［精油］

オイルマッサージですっきり

古代エジプトやギリシア・ローマ時代から親しまれてきたペパーミント（ハッカ）。精油に含まれるℓ-メントールには**筋肉をゆるめる作用**が。精油を指先に数滴とり、こめかみを中心に頭皮をマッサージします。神経や目の使いすぎからくる頭痛は、軽いものならこのマッサージですっきりします。敏感肌の方はパッチテストをしてから使いましょう。

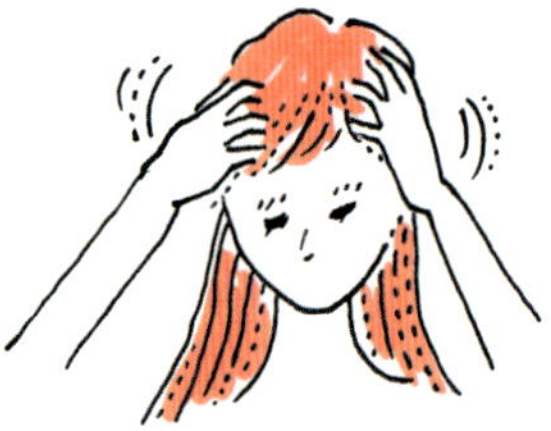

ラベンダー［精油］

ホットタオルの温湿布で目の疲れを取る

リラックス効果で知られるラベンダーですが、実は薬理効果もかなりのもの。種類や産地がいろいろありますが、高地でしか取れない真正ラベンダーは、**交感神経の興奮を鎮める酢酸リナリルを豊富に含み**、かつ、原液でも肌につけられるのが特徴。ストレスや風邪、肩こりからくる頭痛のケアにぴったりです。精油を指先に直接つけて、こめかみや頭皮をマッサージしましょう。また、熱めの湯に1～2滴精油を垂らしてホットタオルを作り、湿布のようにまぶたに当てるのも効果的。目を酷使しがちな方は持っていると便利な精油です。

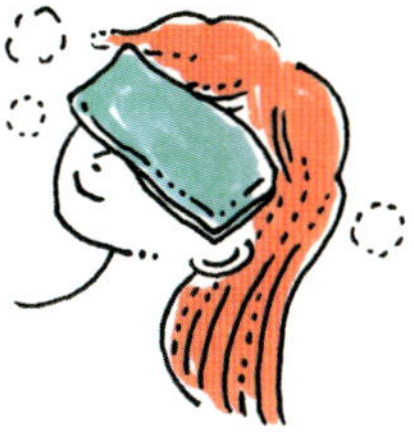

MINI COLUMN

フランスでは一番売れているグリフォニア

日本では入手が難しいのですが、フランスのエルボリステリア（ハーブ薬局）で一番売れている偏頭痛ケアアイテムがグリフォニアのチンキ。頭痛に悩む人の救世主的存在です。水に数滴垂らして飲むと、1時間ほどで頭痛や頭の重さがスーッと消えていきます。痛みを取ってくれる薬理効果は高いのですが、眠くならないのも特徴。ストレスホルモンの過剰分泌からくる頭痛や、血管の不調からくる偏頭痛にも効果を発揮してくれます。頭痛薬との併用は避けましょう。

自然ぐすりリスト

- メリッサ
- ペパーミント
- ラベンダー
- グリフォニア

肩こり

多くの人が悩まされる肩こりは、精油を使ったマッサージで対処を。湿布薬にかぶれやすいという人も安心で、かつ効果を実感できます。

ウィンターグリーン［精油］

疲労物質を溶かして流す作用

乳酸などの疲労物質が溜まってしまうと、筋肉が縮んで生じるのがこりです。この疲労物質を流してくれる天然のサリチル酸メチルを多く含んでいるのが、ウィンターグリーンの精油。市販の湿布薬は合成したサリチル酸メチルを含んでいますが、湿布薬でかぶれるという方もウィンターグリーンなら使いやすいはず。このオイルはとても効果が高く、5㎖のベースオイルに1滴垂らしたものを塗ってマッサージすると、カーッと浸透していくのが感じられるほど。ウィンターグリーンに含まれるサリチル酸メチルは**溜まった乳酸を流す作用があるので、流すケアをしたいときにおすすめ**です。

フランスでは、質のよいウィンターグリーンの精油を、こり部分に直接塗ってケアする人もいるほど。ただし、強い作用をもつオイルなので、二の腕の内側などでパッチテストをしてから使いましょう。また、妊娠中や授乳中、幼児への使用はできないので注意しましょう。

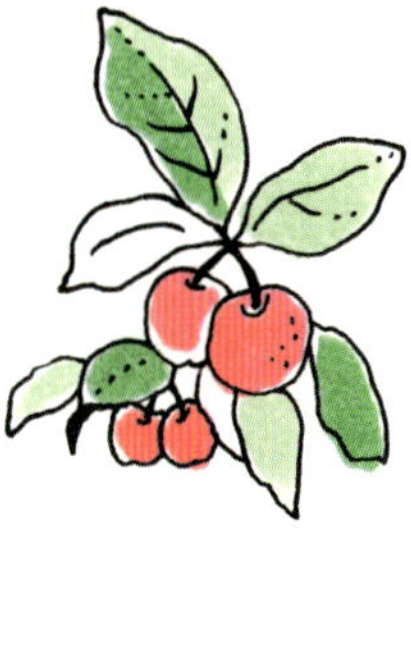

ローズマリー〔精油〕

血行不良からくる肩こりに最適

カンファーや1・8-シネオールといった、血の巡りをよくする成分を豊富に含んでいるのがローズマリーの精油。痛みを緩和する作用はそれほど強くないのですが、**血行不良からくる肩こりや頭痛の緩和**にはぴったりです。

ローズマリーのオイルは原液を直接肌につけることはできないので、5㎖のベースオイルに1滴垂らして、あればウィンターグリーンの精油も一緒に加え、つらい部分をマッサージしましょう。肩や首、ぼんのくぼ、頭皮に使うと症状がスーッと和らぎます。筋肉痛やむくみ、手足の冷えなどの緩和にも使える便利な精油です。ただし、妊娠中や授乳中、幼児への使用はできないので注意しましょう。

ジュニパー〔ハーブ〕、サイプレス〔精油〕

疲労物質や老廃物をデトックス

体内に溜まった**余分な水分や筋肉の疲労物質を排出する作用**のあるジュニパー。ローズマリーとブレンドしたハーブティーがおすすめで、血液やリンパ液の滞りを解消して肩こりをラクにしてくれます。

サイプレスの精油も**水分や老廃物を排出する効果**がすぐれているので、マッサージオイルやアロマ風呂にして取り入れて。バスタブに3～5滴垂らして入浴すると肩こりのケアだけでなく、むくみやセルライトの予防にもなります。

自然ぐすりリスト

- ウィンターグリーン
- ローズマリー
- ジュニパー
- サイプレス

冷え性〈身近な植物編〉

単純な体温の問題ではなく、自律神経のバランスや筋肉量の低下などさまざまな原因が絡みあって生じるのが冷え。じっくり改善に取り組んで。

梅醤番茶

冷えも疲れも取り除く

梅干しの成分がからだの芯の冷えまで取ってくれるので、梅醤番茶は冷え対策に最強の飲み物です。カフェインがあまり含まれておらず、熱いうちに飲めばほかほかに。夜、眠る前に飲むのが特におすすめで、**からだがゆっくりと温かくなってメラトニンが分泌され、深い眠りにつけます**（作り方はP34を参照）。

冷え対策の食材として有名な生姜を加えることで、その成分であるジンゲロールが血流をアップさせてくれます。

ジンジャー［精油］

からだを温めるマッサージ

食材としてはもちろんですが、ジンジャー（生姜）の精油はマッサージに使っても冷えへの効果が抜群。介護の施設でもよく使われるほど安全性も高いので、冷え性の人は持っておきましょう。ベースオイル5㎖に1滴垂らして手になじませ、冷えた部分をマッサージします。**ジンジャーの成分の働きでからだが温まり、溜まった毒素を排出して免疫力を上げる効果も**。血流がよくなるので肩こりや腰痛を和らげたいとき、風邪のひき始めなどに使うのもいいでしょう。

生姜湯　内からカーッと温める

精油で外側をマッサージするのもいいのですが、同時に生姜を食べて、飲んで内側から温めるケアもお忘れなく。市販の生姜湯やジンジャーシロップをとるのもいいですし、手作りも簡単にできます。普通の生姜のすりおろしでもいいのですが、さらに効果を高めたいなら乾燥させたものを使うのがおすすめ。というのも、**加熱や乾燥をさせると、温め成分であるショウガオールがぐんと増える**から。スライスして1日天日干しすれば簡単に乾燥生姜になります。これをコトコトと煮込めば辛味成分が出てきて、温め効果がぐんとアップ。手軽にとりたい場合は、生の生姜をおろして冷凍したものを使ってもOK。生姜の成分は冷凍しても壊れないので、まとめておろしておくと、お茶に入れたり料理に使えて便利です。

［ジンジャーティー］の作り方

1. 200㎖のお湯に、スライスした生姜（あれば乾燥生姜）3～4枚を加える。
2. 弱火で10分ほどコトコト煮込む。
3. ハチミツを小さじ1杯程度加えていただく。

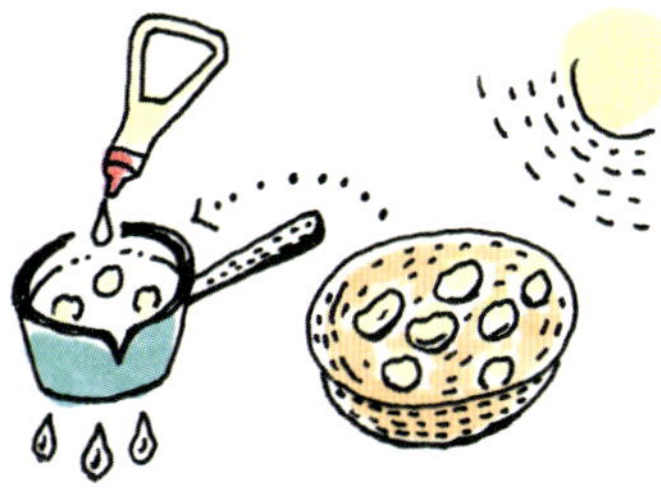

水溶性の成分がお湯に抽出され、飲むと体が内側からカーッとしてくるジンジャードリンクに。

このほか、生姜をスライスして、生乾きのときに甘味をまぶすとドライフルーツのようなおやつとしても楽しめます。

自然ぐすりリスト
- 梅
- ジンジャー
- 生姜

冷え性〈ハーブ編〉

女性ホルモン量の低下や自律神経のアンバランスからくる冷えの解消は、ハーブが得意とするところ。数週間から数カ月ではっきり効果が出てきます。

ヴァンルージュ［ハーブ］

ポリフェノールの塊

抗酸化作用があり、私たちの体を老化から守ってくれるのがポリフェノール。よく「ワインにはポリフェノールが豊富」などと言われますが、ブドウの実に含まれるポリフェノールの量はそれほど多くありません。**ブドウの葉のポリフェノール含有量は、とれる地域によりますが、実のおよそ数十倍**にもなるのです。

ブドウに限らず、植物療法では実よりも次世代につながるエネルギーを作っている葉をとることが多いもの。冷えに悩み、血行をよくしたいのならブドウの実よりも葉っぱをとるべき。中でも赤ブドウの葉、ヴァンルージュはポリフェノールの中でもアンチエイジングに効果のある成分レスベラトロールの塊で、**女性の冷えの解消に効果てきめん**です。また、血行を促したり血管を保護する働きも。フランスでは不妊に悩む女性によく処方される、頼れるハーブです。

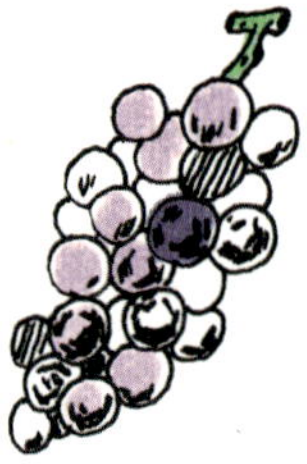

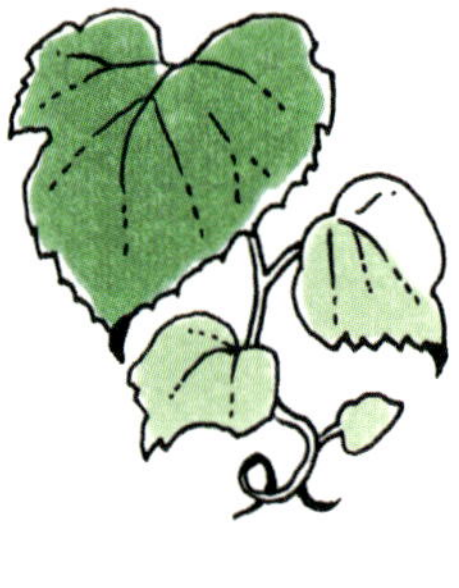

柚子、マジョラム 【精油】

血行をよくし冷えをとる

柚子の皮のプップツには油分が含まれているのですが、その主要成分がリモネン。これは**血行を促し血液の滞りを解消する働き**があるので、冷えの解消にはぴったり。手が冷たいときには柚子の精油を数滴加えたベースオイルをもみこむと、すぐに温まってきます。ダイレクトに血液循環をよくするだけでなく、その香りには副交感神経を優位にする作用もあり、体温を上昇させてくれます。皮をお風呂に入れて柚子風呂として全身を温めるのもいいでしょう。

血液や体液の循環を促すマジョラムの精油をマッサージに使うのもおすすめです。

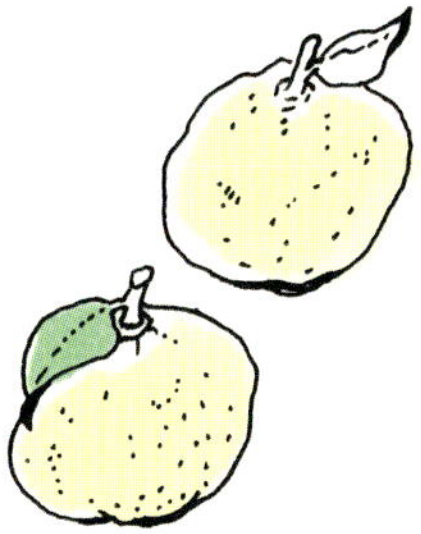

シナモン

スパイスを飲み物や食事に

シナモン（ニッキ）といえば、コーヒーや紅茶に加える印象があるのではないでしょうか。ヨーロッパで冬場によく飲まれるスパイスティーにもシナモンが入っていますが、それはシナモンに温め作用があるから。シナモンに含まれるシンナムアルデヒドという成分に、**血管を拡張させ、血流をよくして、発汗を促す作用**があるのです。スティックでもパウダーでも効果は同じですので、手軽なほうを飲み物や食事に加えて使ってみてください。

自然ぐすりリスト

- ヴァンルージュ
- 柚子
- マジョラム
- シナモン

便秘

便秘対策のくすりには、人によってはお腹が痛くなるというものも。
そんな心配のない、穏やかな作用で腸をととのえてくれるケアをご紹介します。

ダンディーライオン［ハーブ］

腸にゆるやかに働きかける

タンポポ茶とも呼ばれるダンディーライオン（西洋タンポポ）は日本古来のタンポポとは別物。この根を乾燥させたお茶には排出作用があり、腸内の溜まったものにゆるやかに働きかけてくれます。炒ったものは香ばしいため〝タンポポコーヒー〟と呼ばれ、コーヒー代わりのカフェインレス飲料に。**便秘対策にいいだけでなく、ビタミンやミネラルも豊富で、消化を促してむくみを排出させる働き**もあります。子どもからお年寄りまで幅広く使われています。

ドクダミ［ハーブ］

毒を排出してくれるお茶

古来から伝わる、日本3大民間薬の1つ。加齢や食事の偏り、繊維質不足などが原因の便秘に、**腸の調子をととのえて便の排出をスムーズに**します。お茶として煎じて飲むと文字通り〝毒を排出〟しお通じがよくなります。ただし年配の方がとる場合は注意を。ドクダミに含まれるクエルシトリンには便をやわらかくする作用があり、人によっては下痢っぽくなることも。その場合は便秘に効果があり、かつ整腸作用もある薬草ゲンノショウコもおすすめです。

玄米 スープにすれば万能便秘対策に

子どもやお年寄りの便秘ケアにおすすめなのが玄米スープです。**繊維質がたっぷりで整腸作用もあり、しかもからだを温める効果もあるという〝一石三鳥〟なもの。**便秘に苦しんでいるお年寄りに飲ませてあげると、1~2日ですっきりとしたお通じがあります。

　また、産後すぐで会陰の傷が痛む場合の便秘対策にもぴったりです。玄米はビタミンやミネラルが豊富な食材ですが、現代人は噛む力が弱っているので、2人に1人は消化できないと言われています。発酵させた玄米や圧力鍋でやわらかく炊いたものならいいのですが、それ以外の玄米を食べるときは注意が必要です。その点、スープにすれば胃腸に負担がかからず、赤ちゃんの離乳食にもできるほど。便秘に悩む方ならぜひトライしてほしいスープです。

［玄米スープ］の作り方

1. 玄米1合を、フライパンできつね色になるまで乾炒りする。
2. 炒った玄米に水8合を加え、弱火で煮る。
3. 20分ほど煮込んだらザルでこし、玄米スープのでき上がり。

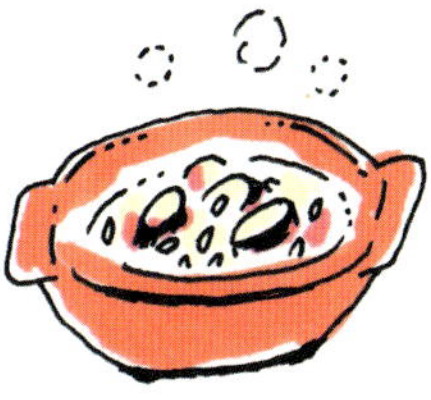

手間をかけられない場合は、市販の玄米クリームを利用するのもいいでしょう。また、お好みで玄米スープにさつまいもを加えると、繊維質と整腸作用のある成分がとれるのでさらに効果がアップします。

自然ぐすりリスト

- ダンディーライオン
- 玄米
- ドクダミ
- さつまいも
- ゲンノショウコ

下痢

胃腸の働きが弱って下痢になるだけでなく、ストレスや冷えも原因に。止めるのではなく、穏やかに出して回復をはかりましょう。

生姜

消化を助け、腹痛を鎮める

おなじみの食材ですが、抗菌作用、腹痛を鎮める鎮痙《ちんけい》作用にすぐれています。**胃腸の働きを助けて消化をよくしてくれる**ので、温かいお湯にすりおろした生姜を加えたジンジャーティーを飲みましょう。市販のジンジャーシロップをお湯や水に溶かして飲むのも手軽です。生姜のぴりっと辛い成分、ジンゲロンが胃液の分泌や血流を促してくれます。

下痢を無理やり止めるのではなく、胃腸の働きを助けてくれるので、からだにやさしく作用してくれます。

ダンディーライオン、ゲンノショウコ

［ハーブ］**すぐれた整腸作用**

便秘のページで登場したダンディーライオン（西洋タンポポ）ですが、実は下痢にも有効。単なる腹下しではなく、**整腸作用にすぐれているため、どちらの悩みにも対応できます。**

ゲンノショウコも同様で、江戸時代から日本3大民間薬の1つとして便秘にも下痢にも使われ、昔から「医者要らず」と呼ばれるほど効果の高い胃腸薬でした。ゲンノショウコは茶葉を弱火で20分ほど煎じ、濃いめのものを飲むと効果的です。

梅醤番茶、八丁味噌

発酵食品で腸をととのえからだを温める

胃腸が弱い人にとって〝食べる特効薬〟となってくれるのが、発酵食品。梅醤番茶（P34、52）は**下痢を排出させ、しかも冷えたからだを温めて**くれます。お腹が温まり、しかも副作用がない飲み物なので下痢のときにはぴったり。味噌も同様で、丁寧に作られた八丁味噌（P43）には高い整腸作用が。味噌汁として飲んだり野菜につけて食べたり、あるいは丸めてそのまま食べても効果があります。こういった**発酵食品は〝粘膜に効く発酵薬〟**なので、丁寧に作られたものを選ぶのがポイント。また、味噌は寝かせるほどに熟成が進むので、選べるのであればじっくり寝かせた古いものがおすすめです。

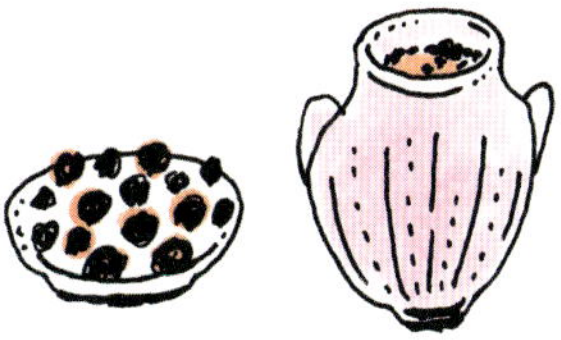

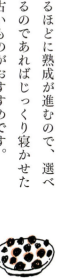

MINI COLUMN

戦国武将も、味噌玉を携帯?!

味噌を丸め、少し乾燥させた〝味噌玉〟は携帯に便利。私は海外に行ったときにお湯に溶いて簡易味噌汁にしていますが、実はこれを戦国武将たちも愛用していました。というのも、トイレがなく衛生環境もととのっていない戦場では、下痢してしまうのは死活問題。そんなときに、整腸作用の高い八丁味噌を丸めた味噌玉が活躍してくれたのです。

下痢だけでなく皮膚の再生や粘膜のトラブルにも効果的なので、武将たちの遠征支度に欠かせないものだったそうです。

自然ぐすりリスト

- 生姜
- 梅
- ダンディーライオン
- 八丁味噌
- ゲンノショウコ

花粉症

今や国民病と呼べるほど悩んでいる人が多い花粉症。花粉の季節がやって来る前に、自然のものを使って早めのケアを。

ネトル
［ハーブ］血液を浄化してくれる

ビタミンやミネラルが豊富で、花粉症の予防に効果てきめんなのがネトルのハーブ。花粉症シーズンより少し前から取り入れるのがおすすめです。**腎臓の機能をサポートして血液を浄化してくれる**ため、ヨーロッパでは古くから春先の不調をケアするハーブとして用いられてきました。煎じてハーブティーとして飲むと、花粉のシーズンを穏やかに過ごせます。市販の花粉症対策のハーブティーにも必ずといっていいほどネトルがブレンドされています。効果が穏やかなので妊婦さんも使えます。

エルダーフラワー
［ハーブ］粘膜の炎症緩和に使われる

目や鼻など、**粘膜の炎症を和らげる働き**のあるエルダーフラワー。ヨーロッパではインフルエンザや風邪のひき始めにもよく使われます。ハーブティーは甘い香りがあって飲みやすく、これだけでもおいしくいただけます。また同じ作用のあるアイブライトというハーブとブレンドすると花粉症予防にはさらに効果的。最近はエルダーフラワーのシロップも入手しやすくなったので、水やお湯、炭酸水で割って飲むのもいいでしょう。

ユーカリラジアタ［精油］

成分が粘膜に直接効く

粘液を溶かし出し、スムーズな呼吸を助ける1・8‐シネオールの含有率が高いユーカリ。少しマイルドで乳幼児にも使いやすいユーカリラジアタがおすすめです。精油をマスクの裏側に1滴垂らしたり、コップの水に1滴落としてうがいをしてもいいでしょう。ティッシュに1滴垂らし、それを巻き込むようにして丸めたものを鼻に入れるのもおすすめ。もう片方の鼻の穴を指で閉じ、ゆっくり息を吸って口から吐き、これをもう片方もくり返します。少しむせてしまいますが、**粘膜に付着した花粉や菌、PM2・5などに直接作用します。**

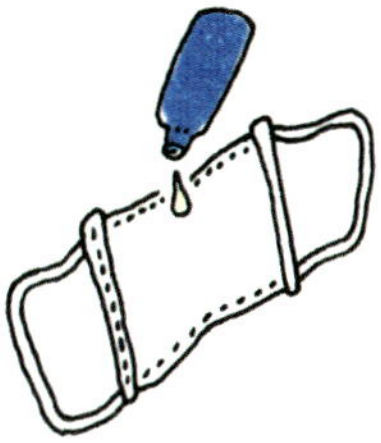

柿の葉、ごぼう、タイム［ハーブ］

お茶で呼吸をラクに

柿の葉にはビタミンCやミネラル、フラボノイドが多く含まれています。中でもフラボノイドの1つであるアストラガリンには、**アレルギーを引き起こすヒスタミンの分泌を抑えたり、アレルゲンに反応するタンパク質の産出を抑える働き**が。また、ごぼうはアレルギーを抑えるだけでなく、**傷ついた粘膜の修復**までしてくれます。タイムは、**花粉症の不快な症状を取り除く効果**が。いずれもお茶で飲むと穏やかに働くので、妊婦さんや子どもでも大丈夫です。

自然ぐすりリスト

- ネトル
- 柿の葉
- エルダーフラワー
- ごぼう
- アイブライト
- タイム
- ユーカリラジアタ

アトピー〈ハーブ編〉

かゆみがあるからとついかいてしまい、さらに悪化しがちなアトピー。植物の力で炎症やかゆみを鎮めれば、肌の状態が改善していきます。

ジャーマンカモミール［ハーブ］

高い抗炎症効果をもつハーブ

ハーブティーでも精油でも、ジャーマンカモミール（カミツレ）には〝アレルギーのくすり〞と呼んでもいいほどのパワーが。アズレンという成分を含んでいるのですが、これは市販のうがいぐすりなどにも配合される立派な抗炎症成分。アトピーでかいてしまって**炎症が起きている肌を鎮めるのに役立ってくれます**。

そしてもう1つ重要な働きが、抗ヒスタミン作用です。ヒスタミンは細胞内に普通に存在するものですが、これが大量に分泌されるとかゆみを引き起こすことに。この**ヒスタミンの分泌を抑えるので、アトピーやアレルギーの症状を緩和**してくれます。リラックス効果も高いので、緊張などのストレスからくるアレルギーのケアにもおすすめです。

ハーブティーを飲む場合は、じっくり10分以上抽出したものがいいでしょう。ただし、同じカモミールでもローマンカモミールにはアズレンが含まれていないので、必ずジャーマンカモミールを選びましょう。

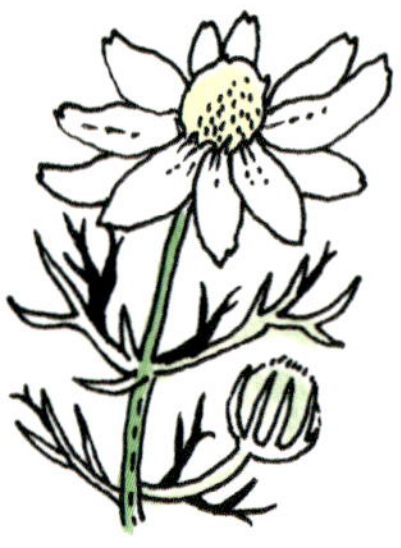

ジャーマンカモミール［精油］

肌につけて、かゆみ鎮静

　ジャーマンカモミール（カミツレ）の精油は濃いブルーの色が特徴。精油1滴をベースオイル5㎖と混ぜたものを肌に直接塗るのも効果的です。ベースオイルと一緒にコットンに含ませるなどして患部に湿布するのもおすすめ。ジャーマンカモミールに含まれる**抗炎症成分アズレンの働きで、かゆみや痛みがすうっとラクになっていきます**。

　また、肌の症状だけでなく、アトピーゆえに生じるストレスも緩和してくれます。約400年前からヨーロッパで親しまれており、敏感肌用のコスメや入浴剤にもよく使われているハーブの代表格です。

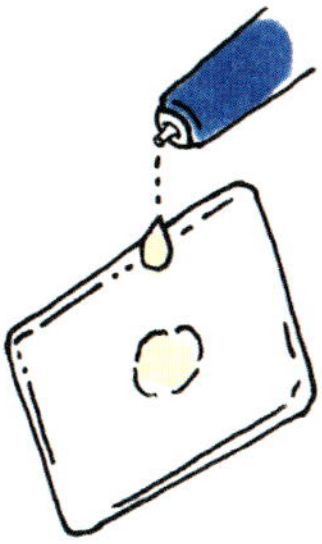

麻の実、月見草［オイル］

アトピー改善にいいオイルを

　皮膚のバリアー機能を高める働きがある麻の実油。あっさりとしたナッツ風味で熱に弱いのでサラダなどでとるのがおすすめです。**新陳代謝を活発にして免疫力を上げアレルギー反応を抑制してくれる**、オメガ3とオメガ6が1：3の割合で入っている理想的なオイルです。

　また、ヨーロッパの病院ではアトピー治療に使われている、月見草もおすすめです。月見草はチンキ、エキス、オイルカプセルでとりましょう。

自然ぐすりリスト

- ジャーマンカモミール
- 麻の実
- 月見草

アトピー〈身近な植物編〉

日本で古くから親しまれてきた身近な植物も、アトピーのケアに使えます。からだを温めたり、症状を軽くしてくれる日本漢方の知恵を活用して。

よもぎ［ハーブ］からだを温め肌もしっとり

東洋医学では、アトピーの治療において**「からだを温めて血流をよくする」**というのが大切なポイントになっています。このとき活躍してくれるのがよもぎを入れたお風呂。漢方のお店に行くと、大きな袋にぎっしり入ったよもぎの葉が「艾葉《がいよう》」という名前で売られているので、これを使います。

よもぎ1つかみと水を鍋に入れ、コトコト10分くらい煮出して、その汁をお風呂に入れて入浴します。面倒であればお茶を出すパックなどによもぎの葉をつめてそのままお風呂に入れてもいいでしょう。よもぎは**保温効果が高く、血液の巡りを促してくれる**ので全身がぽかぽかになります。また、よもぎはもぐさにも使われるほどの**鎮痛作用、抗炎症作用があり、しかも肌を潤す植物**。温まるとかゆくなりがちなアトピー肌も、よもぎ風呂ならしっとりと落ち着きます。アトピーだけでなく、湿疹が出て炎症を起こした肌にもおすすめです。

お茶としても効果が高く、アトピーや神経痛、貧血などに悩む人にぴったり。あまりおいしいものではないので、ハチミツなどで少し甘くして飲むといいでしょう。

セイタカアワダチソウ ［ハーブ］

かゆくならない保湿入浴に

抗菌作用や抗炎症作用が高いため、産後の膣にパックとして使われることもあるよもぎ。かいてしまい、傷ができがちなアトピー肌も、よもぎ風呂ならかゆくなることなく傷の治りを早めることができます。

同様に効果が高いのが、セイタカアワダチソウ。乾燥させたものをお茶のパックなどにつめてお風呂に入れると、**抜群の保温効果や毒素排出効果、抗炎症作用**のある入浴剤になってくれます。どちらのハーブもアトピーを「治す」ものではありませんが、強いかゆみや痛みを緩和しつつからだを温め、肌を潤すので症状がぐんと軽くなります。

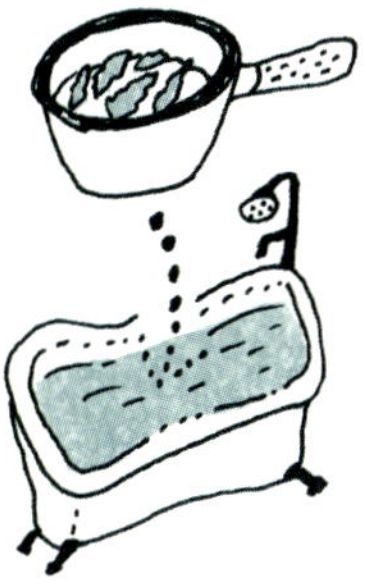

MINI COLUMN

江戸に流行った漢方薬、紫雲膏《しうんこう》

紫根《しこん》という生薬とごま油、それにミツロウなどを練って作られたクリームが紫雲膏です。これは明《みん》の時代の書物にある処方をもとに日本の医師が作った歴史ある軟膏で、かゆみや炎症を抑えるのに役立つと江戸時代に流行りました。現在でも薬局などで手軽に買える、効果の高い軟膏です。炎症を鎮めたり、跡を残さずに傷を治す作用がすぐれているので、アトピーの肌荒れや褥瘡《じょくそう》のケアにおすすめ。やけどや傷などがある場合は紫雲膏をぺたっと塗り、ラップを貼って密着させると治りがぐんと早くなります。

自然ぐすりリスト

- よもぎ
- セイタカアワダチソウ
- 紫根

アレルギー

食品からハウスダストまで、さまざまな原因で発症するアレルギー。免疫疾患なので、植物の力で免疫力をととのえて。

ジャーマンカモミール ［ハーブ、精油］

副作用のない抗ヒスタミン植物

アトピーのページでも紹介した、ジャーマンカモミール（カミツレ）には**ヒスタミンというアレルギー症状を引き起こす物質を抑制する働き**があります。化学的な抗ヒスタミン薬などと同様にアレルギー反応を鎮めますが、眠くなるなどの副作用がないのがジャーマンカモミールの特徴。**心身をリラックスさせる作用もあるの**で、ハーブティーで飲んだり精油をベースオイルに加えてマッサージしても。精油は抗炎症作用があり、青い色をしているのが特徴です。

キャッツクロー、エキナセア ［ハーブ］

免疫力をととのえる

アレルギーのメカニズムはまだ完全に解明されていませんが、免疫力が弱っているのも原因の1つと言われています。そんな免疫力を高めるのがキャッツクロー。**アレルギーによって生じる体内の炎症を抑え、免疫力を増強するアルカロイドを6種類含んでいます**。日本でもサプリやお茶が手に入ります。また、環境の変化によって免疫力が落ちてしまったときには、エキナセアも効果的。気温や気圧の変化で弱ったときなど、ハーブティーやチンキでとりましょう。

アシュワガンダ［ハーブ］

スーパー抗アレルギー植物

まだ日本では知名度が低いけれど、インドのアーユルヴェーダでは〝ハーブの女王〟として有名なアシュワガンダ。抗炎症作用も免疫力増強作用も素晴らしく、抗がん剤としての研究も進められているスーパーハーブです。精力剤としても働くので、欧米では子どもがほしい人向けのサプリにも配合されています。

サポニン類やアルカロイド類など、**アレルギー症状を落ち着かせる成分が多い**のが特徴。アシュワガンダを育てているとある地方では、これをとっているお年寄りは大往生できると言われ〝ピンピンコロリ草〟と名づけられたほど。日本ではサプリメントを入手してとるのが手軽です。

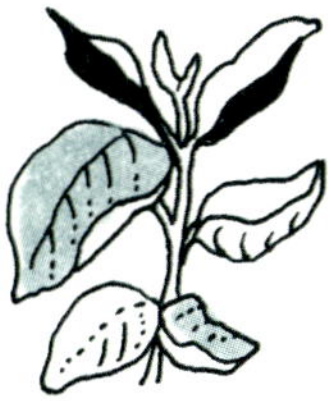

まいたけ

きのこ類の中でも特別な〝アレルギーのくすり〟

胞子でできているものは免疫調整機能が高く、いわば〝アレルギーのくすり〟のような働きをしてくれます。中でもまいたけは特別で、**免疫細胞を活性化させる**物質が含まれています。β-グルカンやMDフラクションといった成分が、アレルギーを起こしづらくし、免疫力の高いからだ作りをしてくれます。煮たり焼いたり味噌汁に入れたりと、アレルギーが気になる人なら毎日とりたい食材です。

自然ぐすりリスト

- ジャーマンカモミール
- キャッツクロー
- エキナセア
- アシュワガンダ
- まいたけ

夏バテ

食欲が出ない、だるい、むくむといった症状が重なる夏バテ。疲れを回復させるものと、余分な水分を排出させるものを組み合わせて。

マテ茶

フラボノイド豊富な〝飲むサラダ〟

鉄分やカルシウムといったミネラル、ビタミンAやB、それにフラボノイドを豊富に含むマテ茶は、〝飲むサラダ〟として有名。バテてしまったときの貴重な栄養源になりますし、**抗酸化作用、熱量を出させる作用**、さらに**免疫力アップ**など夏バテから回復させる働きが。からだの疲れにも、また精神的な疲労にも効果があるので、夏の飲みものとして備えておきたいところ。ただし、冷たくして飲むと胃が冷えてしまって消耗するので、なるべく温かいものを飲みましょう。

ハイビスカス＋ローズヒップ

［ハーブ］手軽に疲労回復できるビタミンC源

ビタミンCは**抗酸化作用が高く、疲労回復やストレスの緩和に欠かせない栄養源**。ビタミンCが豊富なハーブティーを飲むのも補給方法としておすすめです。ハイビスカスやローズヒップのハーブティーは香りや色もよく、夏バテのときでも飲みやすいので、ぜひ常備を。この2つをブレンドすれば、手軽で栄養価の高いお茶になってくれます。ビタミンCはからだに蓄積されないので、食事やお茶などでちょこちょことることで疲労回復効果を高めましょう。

パクチー、ゴーヤー

毒素排出＋ビタミン、ミネラル補給に

タイやマレーシア、インドネシアなど暑いエリアのお料理に欠かせないパクチー（コリアンダー、香菜《シャンツァイ》）。汗をかいてからだからビタミンやミネラルが失われがちな夏場に、補ってくれる野菜として有名です。独特の香りがありますが、その芳香に含まれる成分には、**油を吸着して排出する作用**が。また、同じく暑いエリアで人気のゴーヤー（ニガウリ）も、夏バテのくすりになる食材。豊富なビタミンなどを効率よくとるには、タンパク質と一緒にとるメニューがおすすめ。ゴーヤーチャンプルーもきわめて理に適った食べ方です。

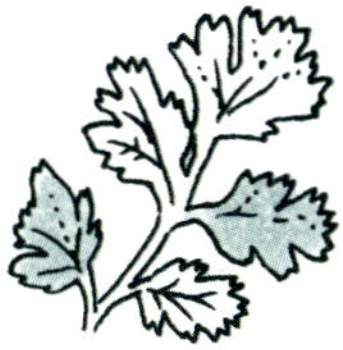

甘酒

栄養価の高い〝飲む点滴〟

嗜好品と思われがちな甘酒ですが、きちんと昔ながらの方法で発酵させたものは、夏バテにも効果てきめんな栄養の塊。中でも、甘酒に含まれるアミノレブリン酸は、エネルギー代謝に欠かせない大切なアミノ酸。**代謝力や細胞再生力も高めてくれます**。夏バテのときには体内の水分が汗とともに失われるので、甘酒はこれらも補える飲み物として最適。平安時代から飲まれていたと言われるくらい、昔からの栄養ドリンクです。市販でも砂糖が入っていない、麹で発酵させたものを選びましょう。

自然ぐすりリスト

- マテ茶
- ハイビスカス
- ローズヒップ
- パクチー
- ゴーヤー
- 甘酒

二日酔い

つい飲み過ぎてしまった二日酔いにも、植物の力は効果を発揮してくれます。解毒作用を利用して、むかつきなどの胃の不快感を解消しましょう。

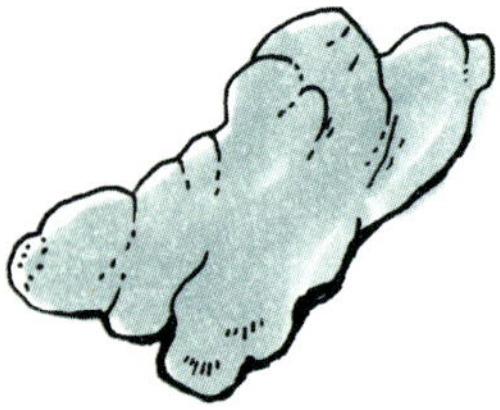

梅干し

アルコールの毒を流す

その酸っぱい味の中に、**解毒作用のあるクエン酸や、肝機能を活性化してくれるピクリン酸が含まれている梅干し**。昔から二日酔いの解消や解熱剤として使われてきており、乗り物酔い対策にもおすすめです。お茶に入れて崩して飲むのが手軽ですが、余裕があれば梅醤番茶（P34）にして飲むのがベター。二日酔いのときでも飲みやすく、からだを温めて内臓を元気にしてくれます。今どきの甘くて食べやすい梅干しではなく、昔ながらの製法で作られたしょっぱい梅干しを選ぶのがポイントです。

ウコン［ハーブ］

吐き気やぼんやり感を解消

お酒を飲むときのお供としてあまりにも有名なウコン（ターメリック）。それもそのはずで、ウコンに含まれるクルクミンというポリフェノールは、**肝臓の解毒機能をサポートする成分**なのです。最近ではサプリメントがたくさん出ているのでそれを利用するのが手軽です。お酒はもちろん、油もののとりすぎやストレスで弱った肝臓にも効果的。

ペパーミント、リンデン［ハーブ］

爽やかな香りと成分で、胃がラクに

二日酔いで胃がもたれたりむかつくときにぴったりなのが、爽やかなペパーミント(ハッカ)のハーブティー。清涼感があり、抗炎症や血行促進作用があるメントールといった成分が、消化を促してくれ、胃の調子がととのいます。また、この成分は粘液に付着しやすいという特徴があるので、**二日酔いで胃粘膜の調子が悪いときのケアにぴったり**。フレッシュなミントティーもおいしいですが、薬効を期待するなら乾燥したハーブティーを飲むほうがベターです。あればリンデン（菩提樹）をペパーミントとブレンドすると万全の二日酔い対策に。リンデンには**老廃物を排出する働きに加え、利尿、消化促進といった二日酔い対策に必要な効能**があり、むくみ解消やダイエットにもいいハーブです。

ジュニパー［ハーブ、精油］

成分にも香りにも、抜群の排出作用が

α-ピネンやミルセンといった、毒素を排出する成分を多く含むジュニパー。**肝臓の働きを高めてアルコールを排出**してくれるので、二日酔いで重たい頭もすっきり。市販のハーブウォーターやリキッドなら手軽にとれます。また、ジュニパーの精油は香りを嗅ぐだけでもかなりのすっきり感が。ベースオイルに混ぜて胸もとに塗ったり、時間があればジュニパーの精油を入れたお風呂に入るのもおすすめ。レモンやローズマリーとブレンドするのもいいでしょう。

自然ぐすりリスト

- 梅
- ウコン
- ペパーミント
- リンデン
- ジュニパー

滋養強壮〈疲れやすい〉

からだが疲れているときは、免疫機能も落ちてしまっています。日常の疲れはもちろん、産後の弱っているときにもおすすめのケアです。

にんにく、玉ねぎ

組み合わせで滋養強壮のもとに

身近な食材でありながら、アリシンという成分がたっぷり含まれていて、滋養強壮にぴったりなのがにんにくと玉ねぎです。**アリシンはビタミンB_1と結合してアリチアミンという元気のもととなる成分を生み出します**。「疲労回復にはは豚肉や玄米、豆のビタミンB_1を」と言われますが、それだけで滋養強壮にはならず、アリシンが必要になってくるのです。玉ねぎにはビタミンB_1も含まれているので、相乗効果で疲れから回復させてくれます。豚肉と玉ねぎ、にんにくを一緒に炒めて料理すれば、最強の疲労回復メニューになります。

また、疲れてしまったからだは血流が滞りがちになるもの。代謝量を落とし、低燃費にして乗り切ろうというからだの防衛反応です。にんにくにはこんな**からだを温めてくれる作用もあるので一石二鳥**。体温が上がるとアリシンが働きやすくなり、からだのベースがととのいます。

ちなみに、疲れきったからだには玉ねぎの皮も効果的。パウダーが市販されているので、スープなどに入れてとるのもおすすめです。

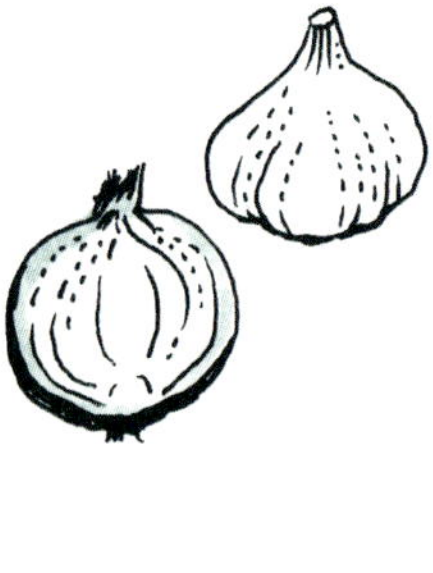

アシュワガンダ、エキナセア

［ハーブ］免疫力を高め、体力を増強

インドのアーユルヴェーダでは、滋養強壮剤や自己免疫疾患の治療に用いられるアシュワガンダ。万能と言われるアダプトゲンハーブ（P171）なのでとりやすく、**疲労度が激しいときにぴったり**。葉をハーブティーで、根をチンキやサプリメントでとるのが手軽で効果的です。同様にエキナセアも**免疫力を高めてくれる**ので、疲れを感じたらすぐハーブティーやチンキを飲むのがおすすめ。高麗人参（オタネニンジン）も滋養強壮作用で有名なハーブですが、これには性ホルモンに近いステロイド成分が含まれるので、精力増強的な方向にも働きます。精力よりもまず体力の回復が必要な激しい疲労のときには、アシュワガンダのほうがより効果的です。

レモン

疲労物質をクエン酸が分解

レモンに多く含まれるクエン酸には、**疲労物質である乳酸を分解し、疲れを軽くしてくれる働き**があります。市販のレモンジュースではなく、その場でしぼったレモンをとるのがポイント。スポーツに持参するような場合は水に生のレモンを入れておき、飲むときに再度、皮をぎゅっとしぼると効果がアップします。グレープフルーツやお酢、梅干しなども同様にクエン酸を含みます。疲れやすい人は日常の飲み物を梅醤番茶（作り方はP34参照）にして、からだを温めつつ回復をはかるのがおすすめです。

自然ぐすりリスト

- にんにく
- 玉ねぎ
- アシュワガンダ
- エキナセア
- レモン
- 梅

精力増強

「精力増強」というと男性専門に思われがちですが、本来、女性にも備わっているもの。免疫機能などにも関わっているので、大切に考えて。

高麗人参《こうらいにんじん》［ハーブ］

エストロゲン様作用で、女性の精力アップ

高麗人参（オタネニンジン）に含まれるジンセノイドという成分には女性ホルモンのエストロゲンのような作用があるので、**男性女性ともに精力増強や疲労回復におすすめ。**センシュアリティの大切さを見直してみて、たとえば40代くらいで性的欲求が起きなかったり、EDで悩む方などは、免疫力が落ちている証なので、チンキやサプリで早めにケアしましょう。

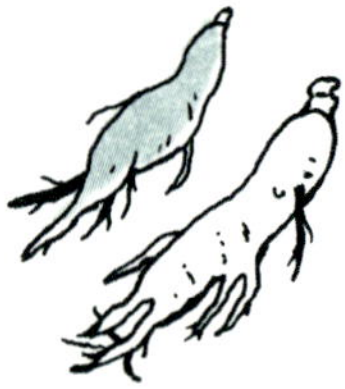

マカ［ハーブ］

ホルモンバランスを正常化

スーパーフードとして有名になった、ペルー原産の植物の根っこ、マカ。**ホルモンバランスを正常化してくれる働き**があり、性ホルモンに近いステロイド成分の含有率が高く、自律神経の働きをととのえてくれるので、生理不順や冷えなどのサポーターとして役立ちます。女性のからだをととのえるので、妊活に取り入れられることも。また、**アミノ酸やミネラル、ビタミン類も豊富なので疲労が激しいときにも**おすすめ。ほか、アルギニンという物質も含まれており、成長ホルモンの分泌を促してくれます。

エゾウコギ［ハーブ］

心身の疲れを取り去ってくれる

根の部分にビタミンAやセサミンなど多くの成分を含むエゾウコギ（シベリアンジンセン）。心身のストレスが多いときにも便利で、これも高麗人参と同じく万能と言われるアダプトゲンハーブ（P171）。疲れが溜まったとき、病後の回復をはかるとき、精神的なストレス対策などに使われます。免疫力や抵抗力を高める点は高麗人参に似ていますが、**自律神経のバランスをととのえ、集中力や瞬発力、運動能力を高める作用**はエゾウコギに特有のもの。ハーブティー、チンキ、サプリメント、人参酒など、とりやすい形を選んでください。ただし、母乳を止める作用があるので授乳中の方は注意を。赤ちゃんに有害な成分ではないので、卒乳時に使うのもおすすめです。

アスパラガス、黒ごま

男性におすすめの2大成分を含む

男性の精力増強としておすすめなのがアスパラガスや発芽もやしなどに含まれる成分・アスパラギン酸。これは**興奮系の中枢神経に働きかける神経伝達物質でもあり、疲労回復やタンパク質の合成にも関わっています**。また、黒ごまやにんにく、牡蠣やレバーなどに含まれる亜鉛も**〝性のミネラル〟と呼ばれ、精子の質や量に関わっている**ので積極的にとりたいところ。亜鉛は人体にある酵素のうち100種類ほどの材料にもなるので、美肌や美髪にも効果的です。

自然ぐすりリスト

- 高麗人参
- マカ
- エゾウコギ
- アスパラガス
- 黒ごま

目の乾燥・疲れ

パソコンやスマホをよく使う現代人は、どうしても目を酷使しがちに。精神的な疲れとも関係が深いので、早めのケアを心がけましょう。

パッションフラワー ［ハーブ］

神経の疲れからくる目の悩みに

睡眠の悩みがあるときによく使われるパッションフラワー。神経を使いすぎてよく眠れないときと目の疲れはメカニズムがよく似ているので、パッションフラワーのハーブティーがとても効果的。含まれるアルカロイド類が**興奮しすぎた交感神経中枢を正常にととのえてくれます**。

ただし、運転前に飲んだり、抗うつ剤と併用するのは禁忌です。

アイブライト ［ハーブ］

子どもにもいい飲むアイケア

ヨーロッパでは、視力の低下を防ぐハーブとして子どもにもよく飲ませるアイブライト（コゴメグサ）。**目の緊張やアレルギー症状を穏やかにする働き**があり、パソコンを使うなど、細かい作業をする職業の人にもいいでしょう。抗炎症作用も高いので、目が充血してしまったり、かゆみを感じるときにもおすすめ。細かい作業が多く、目を酷使する職業の人は疲れ目になりがち。視神経の疲れはうつ症状にもつながるので早めのケアを心がけましょう。

菊花《きっか》［ハーブ］

眼精疲労を和らげるビタミンAがぎっしり

目にいいとされるビタミンAがとても豊富で、ミネラルや抗酸化成分もたっぷりの菊花。**眼精疲労を緩和する働き**にすぐれているので、目が疲れたり乾いて感じられるときにハーブティーで飲むのがおすすめ。ただし、リラックスティーとして売られているものではなく、漢方茶として売られているものを選ぶのがポイントです。韓国では神経を酷使する人向きのお茶としてとても有名。あまりおいしいものではありませんが、薬効を余すところなくいただくのであれば、お茶に入っている菊花もまるごと食べてしまいましょう。和食でいただく菊の花のお浸しは多少成分が変わってきますが、これにもビタミンAや抗酸化成分がふんだんに含まれているので、眼精疲労の緩和作用があるとも言えます。

ブルーベリー

アントシアニンで眼精疲労の回復を

目にいいフルーツとして有名なブルーベリーは、アントシアニンをふんだんに含んでいます。アントシアニンは光を脳に伝える物質のロドプシンを増やしてくれるので、眼精疲労の回復に効果があります。また、**目の網膜や毛細血管の血行も高めてくれます**。

北欧など冬が寒く、夏の日照時間が長い地域でとれるブルーベリーの実が、最も成分を豊富に含んでいると言われます。

自然ぐすりリスト

- パッションフラワー
- アイブライト
- 菊花
- ブルーベリー

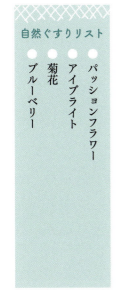

口内炎

一度できるとクセになってしまいがちな口内炎。抗菌力の高い精油とビタミンで早めのケアを。

ラズベリーリーフ［ハーブ］

ビタミン・ミネラル豊富な粘膜ケアハーブ

粘膜が弱くなって生じる口内炎では、ビタミン摂取が大切なポイントになります。ラズベリーリーフのハーブティーは**ビタミンやミネラルが豊富なうえ、粘膜の炎症を抑える効果もある**ので一石二鳥。収れん作用もあるので口内炎だけでなく、のどの痛みや花粉症の症状緩和にも。婦人科系のトラブルでよく登場するハーブですが、「粘膜」という意味では口の中もデリケートゾーンも一緒。弱った粘膜をととのえ、内側からの回復をはかりましょう。

ティートリー［精油］

肌に直接塗れる精油で炎症ストップ

ティートリーの精油は**抜群の抗菌作用を誇るうえ、患部に直接つけることもできる**便利な精油。食用の油5㎖に1滴の精油を混ぜ、綿棒の先などに含ませてそっと口内炎に塗ります。殺菌力や抗炎症作用の高いラベンダーも、同様の使い方ができます。精油を1滴落とした水でうがいをすれば、口内炎や口臭予防にもなります。

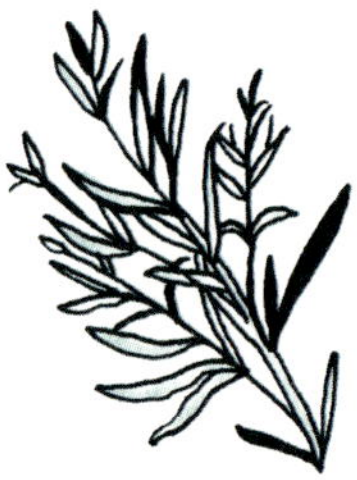

ブロッコリー

ビタミンシャワーで粘膜を補強

ビタミンB群には**皮膚や粘膜の働きをととのえる作用**があるのですが、現代人の標準的な食生活では不足しがち。口内炎ができやすいという人は、意識してビタミンBをとるようにしましょう。このとき「ビタミンは協働する」という事実にも注意を。たとえばビタミンB_1だけをとるよりも、B_2、B_6なども同時にとるほうが働きやすくなります。たとえばブロッコリーのようにビタミンB群をバランスよく含んでいる食材はおすすめ。それ以外の食材の場合は食べ合わせにもこだわりましょう。ビタミンB_1なら玄米や豚肉、B_2なら納豆や卵、B_6ならマグロやサンマといった魚介類に多く含まれます。

また、アルコールは体内のビタミンを奪うので、口内炎がある人は控えましょう。

MINI COLUMN

歯ぐきの腫れにはクローブを

虫歯でもないのに、歯ぐきが腫れたり、歯が浮くような痛みが……。こんなときは疲れて免疫力が下がっていたり、肩こりからくる痛みであることがほとんど。すぐに病院に行けないけれど、口の中に痛みを感じるときに活躍してくれるのが、クローブの精油です。これは〝天然の麻酔〟とも呼ばれ、綿棒に1滴つけて歯ぐきに塗ると、スーッと痛みが引いていきます。スパイスのクローブから抽出された成分で、日本ではあまり有名ではありませんが、備えておきたい精油です。

自然ぐすりリスト

- ラズベリーリーフ
- ティートリー
- ラベンダー
- ブロッコリー
- クローブ

切り傷・やけど

植物のパワーは素晴らしく、ちょっとした傷ならすぐ治してしまうほど。
小さな子どものいる家庭に常備しておきたい精油とハーブをご紹介。

ラベンダー［精油］

古来から愛される万能ハーブ

殺菌力や鎮痛作用、それに皮膚再生力など、多くの効能を備えているラベンダー。**香りの主成分である酢酸リナリルやリナロールが炎症を鎮めるので傷が早く治るうえ、傷跡も残りにくくなります。**まれにアレルギーもあるので腕の内側でパッチテストは必要ですが、特に問題がなければ原液をつけるのがおすすめ。傷ややけどの部分をよく洗い流した後、指に巻いたガーゼに、あるいは綿棒にラベンダーの精油を含ませ、傷に直接つけます。

フランスでは、出産時の会陰切開でできた傷にもラベンダーを使うほど。切った跡が残るのが普通ですが、ラベンダー精油でケアすると膣に跡が残りにくくなります。

ただしこのような効果を期待する場合は、フランスやイタリアなどの、気候が条件に合ったラベンダーの精油（酢酸リナリルやリナロールが全成分の70％以上を占めているもの・真正ラベンダーと表記されることも）がよいと言われています。

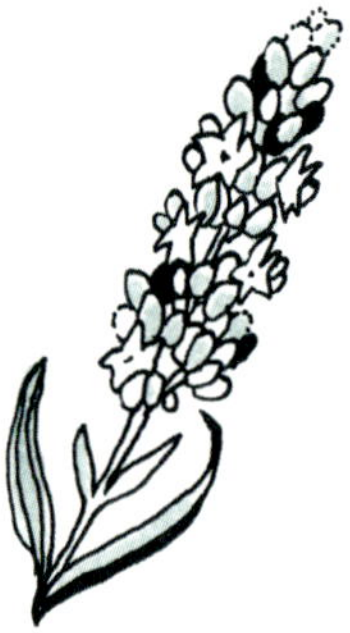

アロエ［ハーブ］

"医者いらず"な天然の絆創膏《ばんそうこう》

美容食材として有名なアロエですが、傷を治したり殺菌する効果も高いすぐれもの。アロエの葉の中にあるゼリー状のとろんとした部分の汁は、**塗るだけで細菌の増殖を抑えるほどの威力**があります。また、このゼリー質にはムコ多糖類が多く含まれるため、**傷ややけど部分を包み込んで保護してくれる働き**も。

昔から「アロエがあれば医者いらず」と言われてきたほどで、ほかに虫刺されや日焼け、しもやけなどのケアにも使えて便利です。栽培法も簡単なので鉢で買ってきて自宅で育ててもいいですし、市販のアロエベラ(葉の部分)を使うのもいいでしょう。絆創膏がわりにも、日焼けを鎮静するパックにも、食べて胃腸の調子をととのえるおくすりにもなってくれます。

ツワブキ［ハーブ］

子どものいる家庭に欠かせない

知名度こそ劣るけれど、土が入り込んでしまったようなすり傷に絶大な効果を発揮してくれるのがツワブキ。日本で昔から自生していた植物で、今でもよく見ると庭の片隅にひっそり生えていることが。**雑菌や膿《うみ》を吸い出す作用**があるので、ツワブキをつぶして出てくる汁をやけどや傷に塗ります。可能であればちょっと炙《あぶ》ってから、葉っぱを傷にぺたりと貼るのも効果的。地方によっては、「子どものいる家の庭にはツワブキが生えているとよい」と伝えられます。

自然ぐすりリスト

- ラベンダー
- アロエ
- ツワブキ

あかぎれ・かぶれ

冬場に、指先などがぱっくり割れてできてしまうヒビやあかぎれ、皮膚への刺激でできてしまうかぶれには、保湿しつつ治りを早めるケアを。

カレンデュラ［オイル］

赤ちゃんも使える"お肌のガードマン"

ベビー用のスキンケア製品にもよく配合されている、デリケートな肌を守るハーブとして名高いカレンデュラ。これは水蒸気蒸留法などで抽出された精油ではなく、オイルに花を浸け込み、浸出させたものが使われます。

　生まれたての赤ちゃんや産前産後のスキンケア、さらには産後の膣ケアにも使えるほどのやさしいオイルでありながら、**ビタミンAやサポニン、オレイン酸といった栄養素がたっぷり**。ひどく乾燥し、あかぎれができてしまった部分にもやさしく浸透します。

　ちなみに、一般的にはビタミンAは太陽光に弱いと言われがちですが、カレンデュラは、オレイン酸といった**抗酸化作用の高い成分**も含んでいるので、日中のケアに使っても安心です。

　オイルをそのまま、あるいはクリームなどに混ぜて、乾燥のひどい部分やあかぎれに1日に何度も塗りましょう。カレンデュラの成分が配合されたクリームなども売っています。

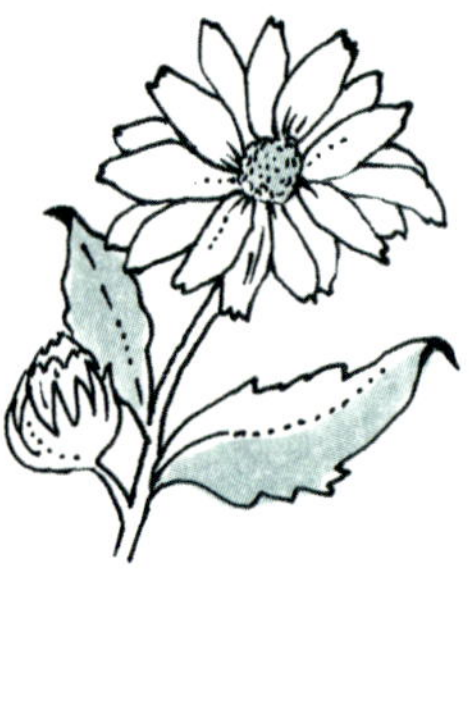

モリンガ［オイル］
“奇跡のオイル”でやわらか肌に

アーユルヴェーダではおなじみで、「奇跡の木」「次世代のスーパーフード」と呼ばれるモリンガ（ワサビノキ）。その種子から採れるオイルは、**実に70％を皮脂に近い脂質であるオレイン酸が占めており、人間に必要な必須アミノ酸をすべて含んでいる唯一の植物**です。ホホバなどのベースオイルよりやや高価ですが、美肌作用は抜群。さらりと肌になじんで栄養を与えるだけでなく、やわらかくととのえてくれる働きも。

あかぎれやヒビができてしまう部分は肌が硬く、オイルが浸透しにくくなっているもの。そんな肌に、柔軟作用、保湿作用、抗炎症作用などをあわせもつモリンガオイルはぴったりです。お年寄りや赤ちゃんにも使えるマイルドなオイルながら、抜群の保湿効果を発揮します。

ラベンダー、ジャーマンカモミール［精油］
かぶれには抗炎症作用のある精油を

かぶれには、**皮膚再生作用のある**ラベンダー（P80）や**抗炎症作用のある**ジャーマンカモミール（P62）がいいでしょう。右ページのカレンデュラオイルをベースオイルに、精油を数滴垂らしてマッサージすれば、さらに相乗効果が高まります。また、赤ちゃんのおむつかぶれには、ラベンダーやジャーマンカモミールの精油を作る過程でできるフローラルウォーターをローション代わりに使っても。精油ほど成分が強くないので、赤ちゃんにも安心です。

自然ぐすりリスト

- カレンデュラ
- モリンガ
- ラベンダー
- ジャーマンカモミール

打ち身

血液やリンパ液が滞ってしまう（うっ滞、うっ血）打ち身。
これらの流れをよくしつつ、痛みも鎮めてくれるハーブを活用して。

サイプレス、ラベンダー［精油］

流れをよくして、腫《は》れを鎮める

打ち身を精油でケアするなら、おすすめはサイプレス。**リンパ、血液の滞りに効果てきめんで、体内の水分や老廃物をするりと出してくれます。**森林浴をしているような香りも心地よく、ヨーロッパでは棺《ひつぎ》がサイプレスで作られたとされるほどの神聖な植物です。**血管を収縮させる作用もあるので、患部の腫れをなだめてスムーズな回復へと導いてくれます。**介護の現場では高齢者の寝たきりが原因で静脈瘤《じょうみゃくりゅう》に悩む人が多いですが、そういった深刻な症状のケアにも使われるパワフルな精油です。ベースオイルに混ぜて患部に塗りましょう。

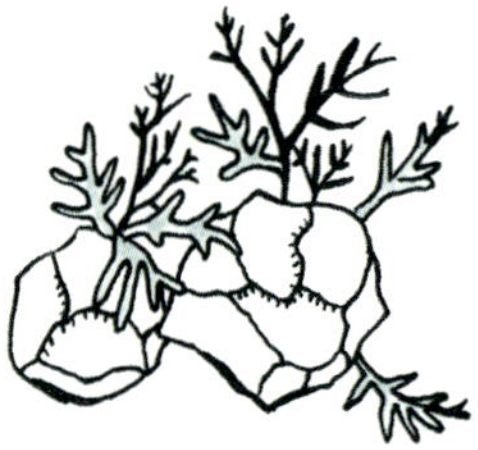

また、鎮痛作用があるラベンダーの精油も、ヨーロッパでは民間療法としてよく使われるものの1つ。真正ラベンダーと呼ばれる有効成分の含有量が高い精油は、そのまま直接肌につけられます。**打ち身の痛みや腫れをスーッと鎮めてくれる特効薬。**ラベンダーの温かみある香りが落ち着きを取り戻してくれるので、痛みでつらい気持ちのケアにもなります。

ドクダミ ［ハーブ］

殺菌効果抜群の生薬

民間薬として、日本では昔から使われてきたドクダミ。これに含まれている特別なクロロフィルが働くため殺菌力や浄血力にすぐれ、止血もしてくれる便利なハーブです。**打ち身や傷があるとき、患部をよく洗ってから生のままもんだドクダミの汁をつけると、腫れがスーッと引いていきます。**ドクダミの青葉があるうちに摘んで干しておき、打ち身を作って帰ってきた子どもをドクダミ風呂に入れましょう。

ドクダミが近場に生えていない場合は、艾葉《がいよう》という名前で漢方薬局で買えるよもぎを利用しても。お茶用のパックなどに入れてそのままお風呂に入れてもいいのですが、小鍋で10分程度煮出し、抽出した濃いエキスをお風呂に入れるのがおすすめです。

さといも

自然素材の手作り湿布を

アトピーやぜんそくがある人に多いのですが、市販の湿布薬に含まれる防腐剤や増粘剤にかぶれてしまうという場合にはぜひさといもで湿布をしましょう。すりおろしたさといも（あるいは市販のさといも粉を水で溶いたもの）に水少々で溶いた小麦粉とおろし生姜、それに塩少々を練り合わせてガーゼなどに塗り、打ち身部分に貼ると効果的です。あればウィンターグリーンの精油も数滴プラスすると痛みが落ち着きます。産後の会陰湿布にも使えるほど**安全性の高い手作り湿布**です（Ｐ１３０）。

自然ぐすりリスト

- サイプレス
- ラベンダー
- ドクダミ
- よもぎ
- さといも
- ウィンターグリーン

筋肉疲労〈スポーツの後や腱鞘炎《けんしょうえん》〉

市販の湿布でかぶれてしまうという人は、ぜひ植物の力を借りてみて。精油やハーブで、筋肉のこわばりや疲れをすっきり流しましょう。

ウィンターグリーン［精油］

天然の湿布薬でこわばり解消

湿布薬の主成分で、疲労物質である乳酸を流す作用のサリチル酸メチルを、なんと9割以上含んでいるのがウィンターグリーンの精油です。市販の湿布薬ではかぶれてしまうという人でも、天然成分なら使えるケースも。ネイティブアメリカンの間でも痛みや熱をとってくれる薬草として珍重されてきました。**スーッとする香りの成分が浸透し、痛みやこわばりを取ってくれます**。ただしかなり強い成分で、まれにアレルギーがあるので必ずパッチテストを。

ローズマリー［精油］

爽やかな香りで疲労物質を除去

森林浴をしているような独特の芳香があり、料理にもよく利用されるローズマリー。その精油には、血行を促したりうっ滞を改善したり、炎症や痛みを和らげたり、神経や筋肉に働きかけたりする成分が豊富に含まれます。**血流をよくして疲労物質を流すのに最適**です。爽やかな香りには頭をすっきりさせる働きも。手のひらにベースオイルを500円玉大くらい取り、精油を2~3滴垂らして混ぜ、疲れを感じる部分に塗りましょう。

ローズヒップ［ハーブ］

ビタミンC&Eが豊富な〝ビタミンの爆弾〟

スポーツなどで大量の酸素を消費すると、体の中には活性酸素が発生します。これは筋肉や肌を痛めつけるもとなので、ビタミンCやEといった抗酸化作用の高い成分で消去しましょう。そんなときにぴったりなのが、**ビタミンCやE、カルシウムや鉄分、ポリフェノールがぎっしり入った**ローズヒップです。筋肉運動によって生まれる**疲労物質、乳酸を分解する働き**もあるので、スポーツ後のインナーケアにおすすめです。ローズヒップティーが手軽ですが、大切な注意点は「お茶を飲むだけでなく、お茶をいれると残る実の部分も食べる」ということ。お茶に抽出されるビタミンCはおよそ半分くらいで、実にかなりの有効成分が残っているのです。まるごと、余すことなく成分をいただきましょう。

アルニカ［オイル］

やさしく痛みを和らげる

アルニカはキク科の花で、精油ではなく、オイルに花を浸け込んで成分を抽出します。**血流を促し、痛みを和らげたり肌を再生させる作用**で知られており、アルニカを配合した軟膏やクリームが売られています。スポーツ後の筋肉の張りや腱鞘炎、それに肩こりの緩和にも効果的。作用はややゆるやかですがアレルギー反応などもなく、誰でも使いやすいオイルです。

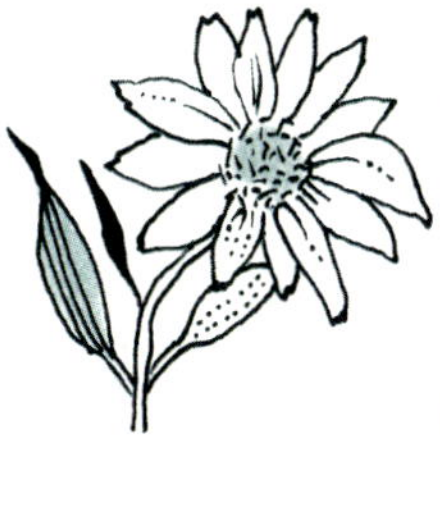

自然ぐすりリスト

- ウィンターグリーン
- ローズマリー
- ローズヒップ
- アルニカ

関節痛・ひざ痛

ひじやひざが痛むときは、周囲の筋肉が癒着しているもの。
筋肉をほぐし、ゆるめてつらい痛みをすっきり解消しましょう。

関節痛がある場合には、ベースオイルにホーリーバジルの精油を垂らして、関節やその周囲の筋肉に塗りましょう。ウィンターグリーンのような強い香りやカーッとする感じがなく、かつアルニカよりも効果的で、使い勝手のいい精油です。うっ滞が生じた坐骨神経痛のケアにも効果があるので、その場合はそけい部や仙骨、尾てい骨まわりに塗ります。

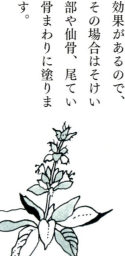

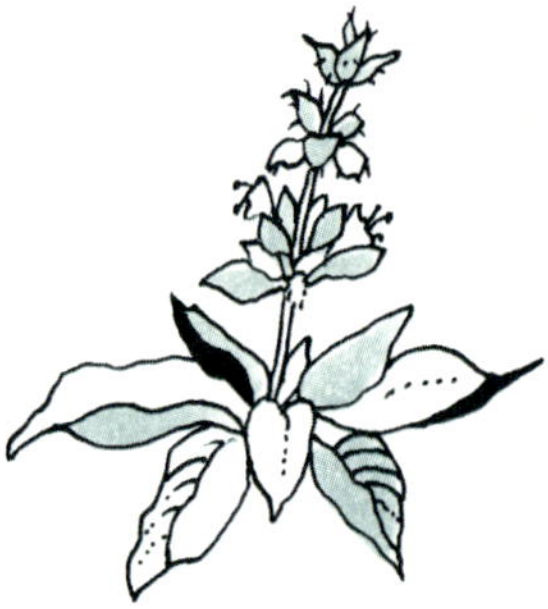

ホーリーバジル ［精油］

炎症や痛みを取り除く

食用でおなじみなのはスイートバジルですが、それとは違う、アーユルヴェーダで「不老不死の薬」として有名なのがホーリーバジルです。万能と言われるアダプトゲンハーブ（P171）で、**炎症を取り除いたり免疫力を高めたりといった薬効が素晴らしい**ので、〝聖なる（＝ホーリー）バジル〟と名付けられたほど。このハーブに含まれるβ-カリオフィレンという成分が痛みを緩和するため、関節痛のケアにもぴったりです。

ウィンタ－グリーン［精油］

筋肉のこわばりに万能なハーブ

湿布薬の原料として有名な、サリチル酸メチルの含有量が高いウィンターグリーンの精油は、**筋肉の癒着やこわばりがある関節痛には万能の働き**をします。

肩こり（P50）や筋肉疲労（P86）のページで紹介したのと同じやり方で、痛みのある関節には、この精油をベースオイルで希釈したものを塗ってマッサージしましょう。スーッとした香りや感触が心地よく、しかも痛みやこわばりを取り除いてくれます。

打ち身のページで紹介したさといも湿布（P85）にウィンターグリーンの精油を混ぜて、患部に貼るのもおすすめです。

MINI COLUMN

わが家では必携のコパイバ

アロマオイルとしてはあまり一般的ではありませんが、その樹液の薬効からアマゾン周辺で「神様に選ばれた木」と呼ばれてきたのがコパイバ。その精油には、実に40を超える薬理成分が含まれており、中でも抗炎症作用をもつβ-カリオフィレンの含有量は植物の中で最も高いと言われています。育ち盛りで生傷の耐えない子どもがいるわが家では、コパイバの精油を年間5本は使うほど大活躍。傷や打ち身が絶えない子どもや、関節痛・床ずれに悩む高齢者がいる家庭にはぜひ備えてほしい精油です。

自然ぐすりリスト

- ホーリーバジル
- ウィンターグリーン
- さといも
- コパイバ

虫刺され

放っておくと、ひどく腫れてかゆくなってしまうこともある虫刺され。自然の力を使って、跡が残らないようしっかりケアしましょう。

ツワブキ［ハーブ］

抗菌作用で虫刺され跡を防ぐ

雑草と思われがちなツワブキですが、実はすぐれた薬効をもつ薬草。WHO（世界保健機関）の「21世紀に残すべき重要な薬草」にも選ばれたほどで、**青くさい香りに強い抗菌作用のある成分**が含まれています。葉をもんだときに出てくる汁を虫に刺されたところにつけておくと、跡にならずにすっきり治ります。

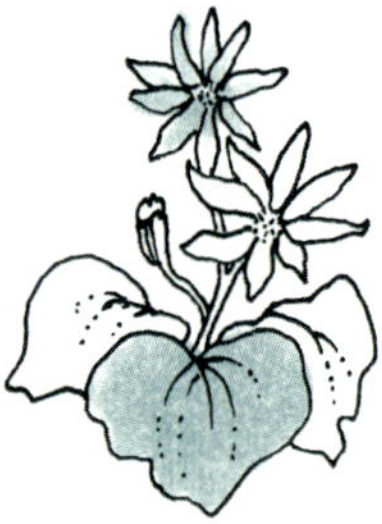

ラベンダー、ティートリー［精油］

殺菌力と抗炎症作用にすぐれた2大精油

ラベンダーとティートリーの精油は単独でも**すぐれた殺菌力や抗炎症作用、それに皮膚再生作用**をもちます。虫刺されのときは、この2つの精油をブレンドすると最強です。1：1の割合でブレンドし、虫に刺された部分にそのままつけるだけでOKと手軽ですが、傷跡も残らず治りもぐんと早まるので、ぜひ家庭に常備を。

自然ぐすりリスト

- ツワブキ
- ラベンダー
- ティートリー

虫除け

市販の虫除けスプレーでかぶれてしまうことがよくあります。虫を寄せつけないハーブをうまく使って撃退を。

ニーム［精油］

経典の防虫剤にもなった〝天然の虫除け〟

害虫を寄せつけない万能樹として知られ、衣類や仏教経典の防虫剤としても利用されてきたのがニーム。家庭菜園で生やしておけばまわりの植物の虫除けになります。人体にはまったく悪影響がないので、無農薬農業の現場でこの精油を薄めて噴霧することも。無水エタノールと精製水で希釈し、虫除けスプレーにするのがおすすめ。

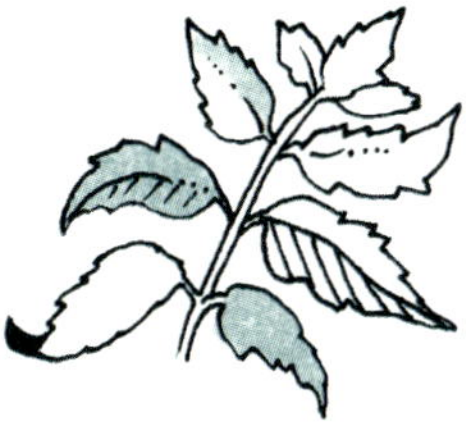

シトロネラ、レモングラス［精油］

蚊を寄せつけない爽やかな香り

シトロネラやレモングラスは**爽やかな香りですが、これを嫌う虫は多いもの**。精油を希釈してスプレーにしたり、手製キャンドルを作っても。30gほどのミツロウを小鍋で溶かし、精油を各5滴加えます。そこに芯となるタコ糸を何度も浸けては出し、を繰り返して太くするだけ。香りのよい虫除けキャンドルになります。

自然ぐすりリスト

- ニーム
- シトロネラ
- レモングラス

水虫

ジェルネイルやブーツなどの影響で、女性にも増えている水虫のお悩み。パワフルな精油を朝晩使えば、すっきりと早く治すことができます。

ティートリー、パルマローザ〔精油〕

すぐれた抗菌力で、しつこい菌を除去

なかなか治りにくい水虫を退治するなら、まず持っておくべきはティートリーの精油です。水虫のもとは白癬菌《はくせんきん》というカビの一種ですから、清潔にしておくことがポイント。**強力な殺菌力をもち、しかも原液を直接つけられるティートリーでお手入れ**をしましょう。原液を綿棒につけて、患部に朝晩直接塗ります。また、無水エタノールと精製水で希釈したスプレーは、靴の中や靴箱をクリーンにする抗菌スプレーとして大活躍。あればレモンの精油を加えると、抗菌作用がさらに高まり、香りもよくなります。

水虫と一口に言っても、その原因である白癬菌には数種類あります。ジェルネイルをつけている女性がなりがちな爪水虫の場合は、ティートリーにパルマローザを1：1の割合でブレンドしたものを塗るのがおすすめ。パルマローザは**抗真菌作用が高い**のでクラミジアやカンジダの治療に使われ、その細胞成長作用から育毛剤などにも配合される精油です。時間はかかりますが、朝晩、根気強く続けましょう。

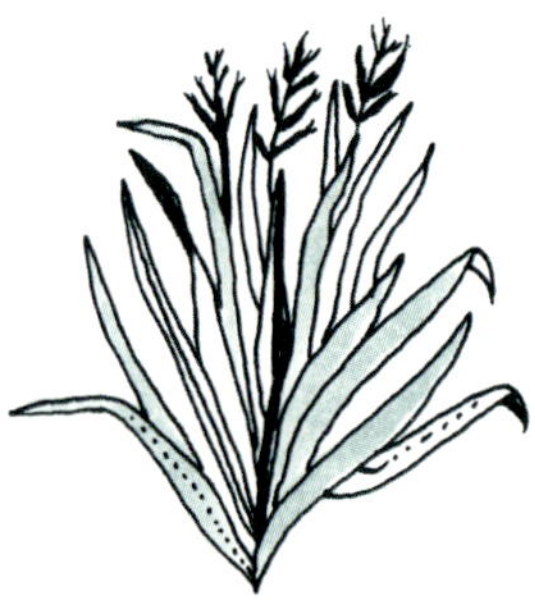

タイム［ハーブ］

精肉の保存性を高めるほどの抗菌力

肉料理の香りづけなどに使われるハーブとしておなじみのタイムですが、**すぐれた消毒作用、抗真菌作用**があり、タイムを燃やしてお浄めとする風習もあるほど。一般的に伝染性の真菌感染症はなかなか治りにくいと言われますが、そんな頑固な水虫の殺菌にもぴったりです。

ハーブをことこと煮込んで浸出液を作り、患部を洗ったり、ガーゼなどに含ませて湿布をするのもおすすめ。浸出液を使って足湯をするのもいいでしょう。

ただし、白癬菌《はくせんきん》は高温多湿を好むので、患部を洗ったり湿布をした後はよく拭きとって乾燥させるのがポイントです。

ラベンダー［精油］

皮膚の再生効果もあるパワフル精油

殺菌力や皮膚再生力といった多くの効能をもち、精油の中でも使いやすいラベンダー。ティートリーはないけれどラベンダーならある、という場合は、ラベンダーを水虫治療に使ってもOK。ティートリーよりはやや作用が弱くなりますが、患部をクリーンに保つのに役立ってくれます。天然塩大さじ1に3～5滴落としたものをぬるま湯に入れて足湯をしてもいいですし、皮膚に直接つけられるので綿棒につけて塗布するのもおすすめ。水虫菌はガンコなので、症状がおさまったように見えてもその後も継続して1カ月ほどケアをしましょう。

自然ぐすりリスト

- ティートリー
- パルマローザ
- タイム
- ラベンダー

血管の病気予防

血管が切れたり詰まったりすると、大きな病気になりかねません。
血液の循環を促したり、血管そのものを丈夫にしていく植物を利用して。

ホーソン ［ハーブ］

高齢者でも安心の〝心臓の食べもの〟

ヨーロッパでは心臓のためのハーブとして使われ、ドイツなどでは血管の病気の薬剤にもなっているホーソン（西洋サンザシ）。ポリフェノールや各種ビタミン、ミネラルを多く含み、**血液の循環をスムーズにして、血管そのものを丈夫にする働き**で知られています。

心臓のポンプ作用を高めてくれるので、血流が悪い、冷えがある、また脳梗塞になったことがあるといった人にも向いています。ハーブティーで飲むほか、チンキやサプリも日本に登場しています。

また、血流をよくする作用から、40代からの更年期ケアにもおすすめ。むくみがちになったり冷えたりといった症状は、血液を心臓に戻す働きが落ちてきて生じるもの。若い女性の冷えとは違い、心臓のポンプ作用をサポートして血液を巡らせる必要があるので、ホーソンが役立ってくれます。血管の病気が気になる60代、70代はもちろんですが、女性なら40代半ばから利用するといいでしょう。

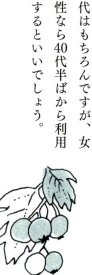

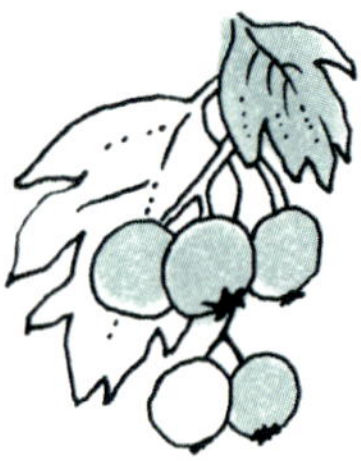

かぼちゃの種

絶妙な脂質バランスで血管をサポート

かぼちゃの種はβ-カロチンをはじめとした成分を多く含んでおり、**末梢血管を広げる作用**があります。血管の狭さからくる動脈硬化などを防げるほか、冷えや肩こり、頭痛などの症状も改善してくれるスーパー食材です。体内の炎症を取り除くのに欠かせない脂質を、絶妙なバランスで含んでいます。「現代の食生活ではオメガ3が不足しがち」とよく言われますが、細胞を作り上げていくにはオメガ6も不可欠。そのオメガ3も6もバランスよく含有しているのがかぼちゃの種のオイルです。**血管の不調や体内の炎症、生理痛などを効率よく予防**します。サプリメントでも、ローストしていないものであればおつまみとして売られているかぼちゃの種でもOKです。

ギンコビロバ ［ハーブ］

毛細血管の血流改善に

全身の血管に働きかけるならホーソンやヴァンルージュが便利ですが、脳にスポットをあてるならギンコビロバ（イチョウ葉）がおすすめ。フラボノイドとギンコライドという成分が**毛細血管の血流を促してくれるので、集中力アップに効果大**。特に高齢の方は、血管が詰まりやすくなっています。脳などの毛細血管にもダメージを与えず血流を良行にしてくれるギンコビロバは、世界中の大学で研究が盛んに行われています。チンキでとるのが便利です。

自然ぐすりリスト

- ホーソン
- かぼちゃの種
- ギンコビロバ

乳がんの予防

女性の部位別のがん発生率の1位を占める乳がん。食事に注意し、自己免疫を高めて予防しましょう。

黒豆茶

抜群の抗炎症作用で、がん細胞の発生をブロック

毎日、体内で5000個は生まれると言われるがん細胞。これを防ぐには日々の生活で変化する免疫力を高めるのが一番。こういったときに活躍してくれるのが、黒豆茶に含まれる**アントシアニンのような抗酸化・抗炎症成分**です。お茶で飲むのはもちろん、豆をポリポリと食べるのもおすすめ。ちなみに、アレルギー症状の改善から、がん予防などのさまざまなメリットがあります。

エゾウコギ ［ハーブ］

心身のストレスを軽減する強壮ハーブ

強壮作用のあるハーブとして知られるエゾウコギ（シベリアンジンセン）。**ストレスに対する抵抗力を高める作用**のほか、**万能と言われるアダプトゲンハーブ（P171）で、免疫力を高めてくれます**。「いろいろあるけれど、明日には明日の風がふく」といい意味でストレスを流せる強さが出てきます。ストレスにより心身疲労が高まっている人におすすめなので、サプリメントやお茶、漢方などでとりましょう。

えごま油

いい細胞を育てる〝若返りオイル〟

私たちのからだの中で生まれているがん細胞をやっつけ、いい細胞を育てるにはオメガ3が欠かせません。えごま油などのオメガ3系オイルを生でとると、**細胞を再生する力を活性化したり血管を若返らせる効果**が期待できます。また、うつ病や認知症といった症状の改善にもいいと言われています。日本人の標準的な食生活ではオメガ6系（ベニバナ油、ごま油、サラダ油など）の摂取が多くなりがちで、それが体内の炎症を増やす一因に。オメガ3系（青魚、亜麻仁油など）を意識してとることでバランスをとり、細胞膜をしっかり構成できるようにととのえましょう。

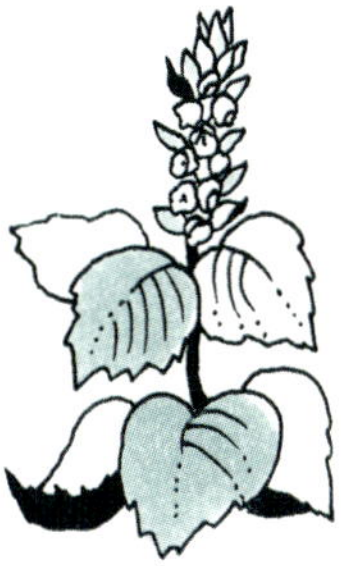

MINI COLUMN

乳がんの話

日本では、年々増加している乳がん。その原因の1つは、乳製品の摂取量が増えるなど欧米型の食事にあります。それと同時に、心身の疲労も大きく関わっているというのが最近の定説。深夜まで働くなどしてストレスホルモンが発生すると、体内のビタミン類やミネラル類を消費してしまいます。その結果、免疫力が下がり、日々生まれるがん細胞に抵抗できなくなって問題が起きてしまうことが多いのです。日々のケアで免疫力をしっかり上げていくことが大切です。

自然ぐすりリスト

- 黒豆茶
- エゾウコギ
- えごま油

高血糖

生活習慣病が気になる世代はもちろんですが、糖分の吸収を抑える植物を活用すれば、ダイエットにも効果てきめんです。

きくいも

“天然のインシュリン”で血糖値抑制

糖質が多いためダイエットの天敵とされるいも類ですが、きくいもは別。デンプンをあまり含まず低カロリーで、しかも天然のインシュリンと呼ばれる食物繊維、**イヌリンを15％近くも含有しており、急激な血糖値の上昇を抑えてくれます**。生をスライスしてシャキシャキのサラダにするほか、炒めたり焼いたり、煮物にしても。

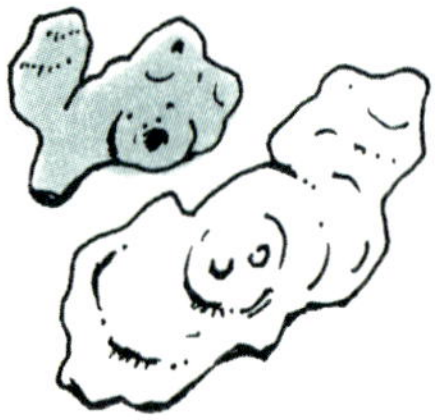

マルベリーリーフ［ハーブ］

血糖値上昇を防ぐダイエット茶

きくいもと並び、イヌリンを豊富に含む植物として有名なのがマルベリーリーフ（桑の葉）。**血糖値の上昇を抑えるだけでなく、血圧を下げたり悪玉コレステロールを抑制したりといった働き**があります。糖尿病の予防はもちろん、腸の善玉菌の働きを高めるので便秘やダイエット対策にも。イヌリンは水溶性なのでお茶として食前や食後にとれば十分ですが、パウダーやサプリメントなら、カルシウムや鉄分、カリウム、フラボノイドといった豊富な栄養素もとれます。

グァバ［ハーブ］

特殊なポリフェノールで血糖値抑制

酸っぱい果実やジュースでおなじみのグァバですが、葉と果実の皮を使ったお茶には血糖値の上昇を抑える薬効があります。お茶の赤色は**糖質の吸収を穏やかにする特殊なポリフェノール**の色。摂取した糖質をブドウ糖に変える酵素の働きを抑えるため、糖尿病を予防する健康茶として注目されています。

また、タンニンなどほかの種類のポリフェノールも豊富なグァバ茶の**抗酸化力は群を抜いて高く、アンチエイジング効果も期待**できます。脂肪を燃えやすくしたり、体外への排出を促す作用もあると言われており、ダイエット中の人が飲むお茶としてもおすすめです。

田七人参《でんしちにんじん》［ハーブ］

日本でも有名になりつつある漢方

田七人参はウコギ科の植物で中国では漢方として大変重宝されています。田七ケトンと言うサポニンを多く含み疲労回復から血流の改善まで優れた効果を持っています。中でも**血糖を下げてくれる働きがある**ということで注目されています。人間の生命に大きく関わる薬草として日本でもようやく研究が盛んにおこなわれるようになってきました。

サプリメントのほか、漢方薬局などでも購入できるようになっています。

自然ぐすりリスト

- きくいも
- マルベリーリーフ
- グァバ
- 田七人参

高血圧

放置すると脳卒中や心筋梗塞といった病気を引き起こしかねない高血圧。30代でも高めの人が多いので、早めに植物の力で予防・改善をはかりましょう。

柿の葉［ハーブ］

ポリフェノールぎっしりの葉をお茶で

ポリフェノールの一種であるタンニンやビタミンCが多く含まれている柿の葉。その中でも、柿にしか含まれないカキタンニンには**血圧を調整したり血流をよくしてくれる働き**があります。また、ルチンやカリウムといった毛細血管をやわらかくする成分も含まれており、血圧を下げるだけでなく、血管そのものもしなやかで丈夫にしてくれます。タンニンには悪玉コレステロールを減らしたり脂肪を分解する働きもあるので、ダイエットが気になる人にもおすすめです。

コーン茶

韓国人の高血圧を防いでいる薬効茶

香りが香ばしく、韓国でよく飲まれているコーン茶。「韓国人に高血圧が少ないのは、コーン茶を飲むから」と言われるほど、**カリウムやリノール酸といった血圧を下げてくれる成分が豊富**です。鉄分や食物繊維も含まれており、冷えや便秘が気になる女性にもおすすめ。ノンカフェインで子どもやお年寄り、妊婦さんも安心して飲めます。実を使ったものとは別に、コーンのひげを使ったお茶もありますが、利尿作用が高いのでこちらはむくみケアに向いています。

アシタバ［ハーブ］

血液サラサラになる〝不老長寿の妙薬〟

葉を摘んでも、翌日には新しい芽が出ているほど成長が早いため、「明日葉」と呼ばれるように。若葉を天ぷらやお浸しにしていただく食材として有名ですが、葉を乾かしたお茶にもたくさんの薬効があります。

含まれている成分のうち、高血圧の人が注目すべきは植物性有機ゲルマニウム。これは**血液をサラサラにしてくれる働き**があるので、高血圧や動脈硬化、認知症などを予防してくれる成分です。また、レバーなどに含まれるビタミンB_{12}を、植物としては珍しく含んでいるので、貧血に悩む人にもおすすめです。

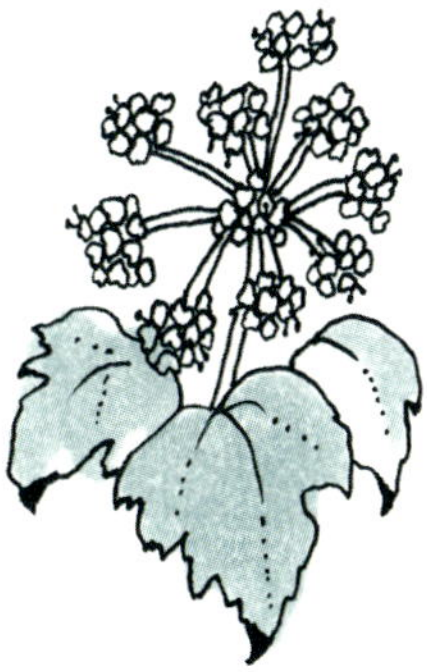

クラリセージ、イランイラン［精油］

血圧降下を実証済み

クラリセージを加えたベースオイルで全身をマッサージすることで、血圧が下がったという実験が報告されています。**油溶性である精油の成分は血液に取り込まれるので、少しずつですが高血圧をケア**できます。イランイランも血圧を下げる働きがあるので、ブレンドするのがおすすめです。

一方、タイムの精油は血圧を上げる作用があるので注意を。低血圧の人にはおすすめです。

自然ぐすりリスト

- 柿の葉
- コーン茶
- アシタバ
- クラリセージ
- イランイラン

更年期の症状〈ホットフラッシュ・のぼせ・多汗〉

3～4週間続けるだけでも、症状がかなり緩和するもの。
つらいのに更年期だからと我慢せず、症状を軽減する工夫を。

セージ［ハーブ］

〝健康〟が語源の万能薬ハーブ

古代ローマ時代から万能薬として使われてきたセージ。**殺菌作用や強壮作用、また心を落ち着けてくれる作用**などにすぐれています。風邪や熱の症状を緩和するハーブとして有名ですが、多汗やホットフラッシュ、寝汗に悩まされる更年期の時期にとると、その発汗調整作用で症状を緩和してくれます。

また、女性ホルモンのエストロゲンと似た働きをする作用もあるので、ホルモン分泌量が減る更年期だけでなく、無月経などの悩みにもおすすめです。

女性ホルモン様作用というと大豆がよく知られていますが、大豆よりも効果がダイレクトなので、症状がつらい方はまずセージのハーブティーを試しましょう。セージだけだと飲みにくい味ですが、レモングラスなど爽やかなハーブをブレンドすると飲みやすくなります。**3～4週間、毎日1～2杯飲めば症状がぐっとラクになってくる**ので、そうしたら摂取をやめても大丈夫です。

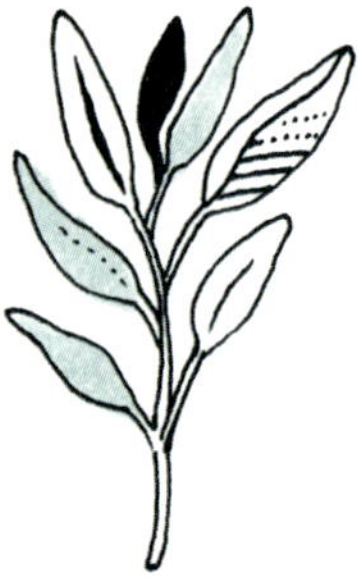

クラリセージ［精油］
のぼせにも、心の疲れにも効果てきめん

セージと名前は似ていますが、クラリセージは種類が違い、精油を用います。**スクラレオールというエストロゲンに似た成分を含むため、更年期障害から月経不順、PMS（月経前症候群）、さらには若年性の更年期まで、婦人科系のトラブルでよく使われます。**フランスでは飲用も可能で、タブレットにしみこませてとる人もいるほど。日本では飲める精油は売られていませんが、ベースオイルに数滴加えてマッサージすれば効果的です。

更年期につきものの疲れや気持ちの落ち込みにも効果があるので、あればラベンダーなどとブレンドし、胸や首まわりをマッサージして香りもめいっぱい楽しみましょう。肌の保湿効果もあるので一石二鳥です。

大豆、黒ごま
日本人におなじみの〝食べるエストロゲン〟

日本人にとって最もおなじみの更年期ケア食材といえば、一番に挙がるのが大豆でしょう。**イソフラボン成分がエストロゲンと似た作用でホットフラッシュや動悸を和らげてくれます。**豆まきに使うような乾燥大豆を1日15～20粒いただきましょう。

また、黒ごまに含まれるリグナンという成分には、ストレスに対抗するためのホルモンの分泌を促進する作用があるので、大豆と一緒にとるのもおすすめです。

自然ぐすりリスト
- セージ
- クラリセージ
- 大豆
- 黒ごま

更年期の症状〈うつ・疲れ〉

やる気が出ないのは、更年期特有の疲れが原因かも。無理して頑張らず、植物の力で改善をはかりましょう。

チェストベリー＋ブラックコホシュ

［ハーブ］更年期も月経不順も支える最強コンビ

からだの症状だけでなく、精神的な落ち込みも伴うのが更年期のつらいところ。**ドーパミン（幸福感につながる神経伝達物質）受容体に働きかける成分を含む**チェストベリーをハーブティーやチンキでとりましょう。また、ブラックコホシュには**エストロゲンに似た作用**があるので、うつやめまい、のぼせなどの症状緩和にぴったり。チェストベリーとブラックコホシュを組み合わせれば、更年期も月経不順もケアできる、女性のためのベストなハーブティーとなります。

ベルベンヌ［ハーブ］

フランスでおなじみの〝神聖な植物〟

フランスではカフェにもよく置いてあるハーブティーで、特に夕食後に飲まれることが多いベルベンヌ（レモンバーベナ）。**鎮静作用があり、精神の緊張や不安を和らげ、気持ちを明るく穏やかにさせてくれます。**更年期の緊張や不安、うつには「自分で気づきにくい」という特徴があるので、40代半ばになったら自覚がなくてもとるのがおすすめ。ストレスからくるだるさや頭痛もケアできます。爽やかな香りで、ほかのハーブティーとブレンドしてもおいしいです。

柚子、ゼラニウム［精油］

研究でも証明されたリラックス精油

うつや不眠に悩まされがちなら、**副交感神経を優位にしてリラックスを誘う**精油もおすすめです。柚子の精油に含まれるリモネン成分が副交感神経を優位にさせることは大学の研究でも立証され、心療内科でもよく使われています。温め効果もあるので、ベースオイルに加えて手足をマッサージしつつ香りを吸い込みましょう。

また、ゼラニウムの精油にも**ホルモン分泌を調整したり、不安やうつを鎮めてくれる作用**があります。美肌効果も高いので、ベースオイルに混ぜて顔のマッサージに使ってもいいでしょう。

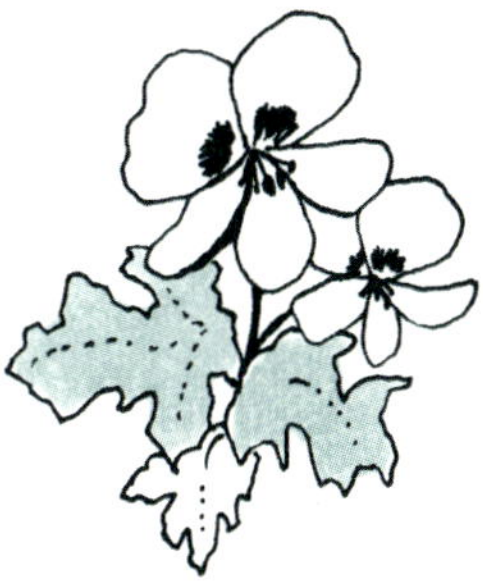

ホーソン［ハーブ］

血流をよくする〝心臓のためのハーブ〟

更年期にはホットフラッシュからうつ、疲れまでさまざまな症状が出ますが、いずれにも共通するのが「血流が滞っている」という状態です。体を温め、巡りをよくすることでこれらの症状を改善することができます。

ホーソン（西洋サンザシ）は**花から葉、実まですべてに血管を拡張させる作用**があり、「心臓のためのハーブ」とも呼ばれています。寝汗をかく、疲れがひどいといった症状を緩和してくれます。

自然ぐすりリスト

- チェストベリー
- ブラックコホシュ
- ベルベンヌ
- 柚子
- ゼラニウム
- ホーソン

60代になったら

更年期を超えて、老化を感じ始めるころ、体調にさまざまな変化が生じます。便秘や不眠、免疫力の低下といった変化と上手に付き合うハーブをご紹介。

ごぼう 腸内環境をととのえる野菜の王様

ここ数年で注目を集めるようになったごぼう。さまざまな薬効がありますが、中でも注目したいのは**便秘を改善する作用**です。ごぼうに含まれている水溶性繊維、イヌリンは水分を抱え込み、便を出やすくしてくれます。また、クロロゲン酸やサポニンというポリフェノールは、**血中の悪玉コレステロールを分解したり血液をサラサラにするアンチエイジング成分**。皮に含まれている成分が大切なので皮をむかずに食べるか、皮を乾燥させたごぼう茶でいただきましょう。

クマザサ［ハーブ］ 葉緑素たっぷり、最古の漢方薬

中国最古の薬物書にも登場し、万能薬として使われてきたクマザサ。**豊富な葉緑素には造血作用や血液をサラサラにする効果**があります。また、クマザサに含まれる多糖類は細胞膜を強化し、免疫機能を活性化させる作用が。高血圧や風邪、糖尿病、胃腸の病気にも使われてきました。お茶やサプリメントなどでとるのがおすすめです。

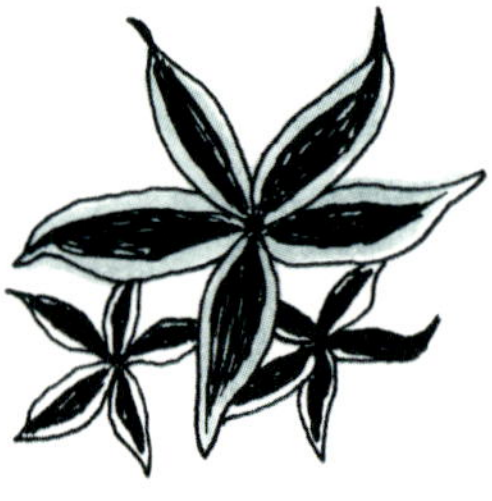

クコの葉［ハーブ］

薬膳や漢方でおなじみの延命ハーブ

血圧に悩む年配の方であれば、ぜひ備えておきたいのがクコ（枸杞）の葉のお茶。**年齢を重ねて硬くなった血管をやわらかくする作用**があり、昔から「命を長らえる延命茶」として知られています。血液をサラサラにしたり必要な脂肪を取り除いてくれたり、肝機能を活性化する作用もあります。また、ビタミンB_1やB_2といったビタミン類、カルシウムやカリウムなどのミネラル類、天然のアミノ酸も豊富なので、美容・健康を気にする女性にもおすすめです。カフェインが含まれていないので夜でも飲めます。また、「たくさん飲めばたくさん効く」といったものではないので、1日1～2杯を2～3カ月ほど、体調をみながら続けるのがいいでしょう。

クワン草［ハーブ］

不眠の悩みに効く〝眠り草〟

沖縄や中国・四国地方では「高齢者がいっぱつで寝てしまう」と有名なのがクワン草。別名の「アキノワスレ草」も「秋を忘れるほどとっと眠れる」ことに由来しています。これに含まれるオキシピナタニンというアミノ酸に**睡眠を誘う作用**があると実験で証明されています。しかも**副作用や依存性はない**という、眠りが浅くなりがちな高齢者にはありがたいハーブです。フレッシュなものは手に入りにくいですが、お茶やサプリメントがあるので活用しましょう。

自然ぐすりリスト
- ごぼう
- クマザサ
- クコの葉
- クワン草

認知症の予防

ハーブや食品でありながら、実際に治療の現場で使われているものも。上手に活用することで認知症を防ぐだけでなく集中力もアップします。

ギンコビロバ ［ハーブ］

予防にも治療にも便利なエキス

末梢血管障害の治療に使われる成分を多く含むギンコビロバ(イチョウ葉)。ヨーロッパでは治療薬として使われるほどメジャーな成分で、日本でも認知症にいい薬剤として有名になってきました。

イチョウの研究が最も進んでいるのはドイツです。記憶力の減退、認知症などの臨床で、多くの研究成果が出ています。最近では日本でも、薬局でギンコビロバの成分が配合されたものがたくさん売られています。

ギンコビロバは**脳の細かい血管の巡りをよくしてくれる**ので、認知症の予防はもちろん、すでになってしまった人の治療にも使われるほど。**記憶力を高める、毛細血管の血流をよくするといった作用**にすぐれているので、脳をよく使う人、脳にトラブルが生じてしまった人は絶対にとるべき成分です。

ハーブティーもありますが、手軽にとりたいときは、チンキやサプリメントなどがいいでしょう。

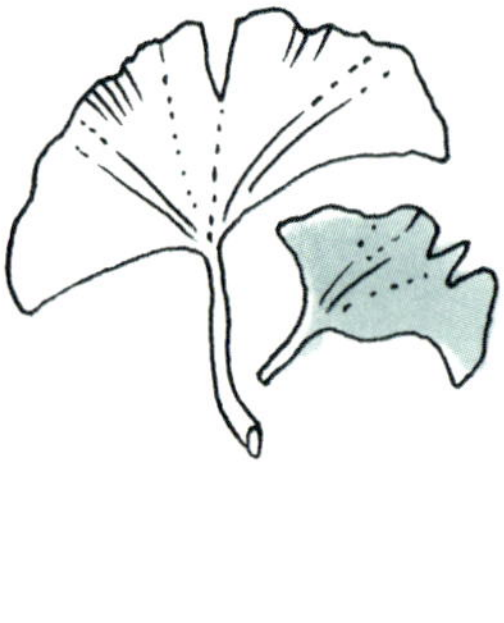

ローズマリー［ハーブ、精油］

日本中で買い占められたスーパー精油

ハーブで認知症予防ができるというと驚かれますが、ローズマリーに含まれるカルノシン酸には、**脳の神経伝達を活発にしたり、脳の働きを改善したりといった働き**があります。集中力を高めるペパーミントとブレンドして、ハーブティーで飲むのがおすすめです。

また、ローズマリーの精油も認知症予防の分野では有名です。ローズマリーの香りには、**記憶を司る脳の海馬に刺激を与えて生理活性を起こす働き**があるとテレビで報道され、一時期は日本中の高齢者がローズマリーの精油を買いに走ったほど。朝ならローズマリーとレモン、夜ならオレンジとラベンダーの精油をブレンドして胸もとをマッサージ。手軽ですが、実際に脳の活性化が認められている精油です。

黒ごま、落花生

脳血栓、脳梗塞をリグナンが予防

黒ごまにはリグナンというポリフェノールが含まれていますが、これには**脳血栓を防ぐ効果**が。「もの忘れが激しくなった人にはごま」と言い伝える地域もあるほどです。市販のすりごまだと防腐剤が加えられていて成分が飛んでしまうので、食べるときにその場ですって。

同様におすすめなのが、**神経伝達物質その他の働きにも効果的なレシチンを含む**落花生。皮に多く含まれるので、皮つきのものを生のまま食べるか、水煮のものを選びましょう。

自然ぐすりリスト

- ギンコビロバ
- ローズマリー
- 黒ごま
- 落花生

床ずれ〈褥瘡《じょくそう》〉

難しいマッサージをせずとも、精油でケアすればかなりの改善をはかれます。介護施設でも素晴らしい成果を出している精油の力を活用しましょう。

サイプレス＋ラベンダー＋ローズマリー＋柚子［精油］

おなじみの精油で、床ずれが劇的に改善

1週間寝たきりが続けば、たとえ若くても生じてしまう床ずれ。一部分が押しつけられてうっ滞が生じたり、ひどくなると肌が切れたりじゅくじゅくつらい状態になってしまいます。こんなとき、精油でケアをすると症状が劇的に改善します。

体液を循環させる作用が高いサイプレスは、床ずれケアに欠かせない精油。これに、**抗菌作用抜群**のラベンダーやローズマリーを加えると、傷ができてしまった床ずれケアにぴったりのブレンドに。あれば柚子（オレンジでも可）も加えると、**肌表面を温める作用**もあり、お年寄りに好まれる香りにすることができます。

こういった精油を手持ちのオイルやクリームに混ぜて塗るだけでもかなり効果がありますが、モリンガやアルガンといった、**肌をやわらかくするオイル**をベースにするのもおすすめです。入念なマッサージをせずとも、このブレンドオイルを塗った上からラップを貼って密着させるだけで大丈夫。サイプレス3：ローズマリー3：ラベンダー2：柚子1の割合がおすすめです。

コパイバ＋サイプレス＋ローレル［精油］

「床ずれが治る！」とプロも驚くブレンド

日本ではまだまだ知られていないコパイバの精油ですが、**「傷を癒着させ、3日でキレイになる」**と言われるほどパワフルな効果がありまず。プロが使う、ややマニアックなものですが、あればぜひ使ってほしい精油です。これはアマゾン流域で〝神様に選ばれた木〟と呼ばれて珍重されてきた樹木。樹液を採取し、β-カリオフィレンという**炎症を抑える成分を50％以上も含む**ので、傷口に塗ったり産後のケアに使われてきました。

また、右ページでもご紹介したサイプレスは、やはり床ずれケアには欠かせない精油です。ここに、鎮痛作用のある1・8-シネオールやα-ピネンを含み、痛みを抑えてくれるローレルの精油を加えれば、より専門的に使えるブレンドになります。

コパイバ3：サイプレス1：ローレル1の比率で、ベースオイル（あればモリンガやアルガン）に加えて1日1回塗りましょう。オイルを塗った上からラップを貼り、密着させるとより効果が高くなります。特別なマッサージなどをしなくても、塗っているだけで1〜2カ月で回復してくるでしょう。

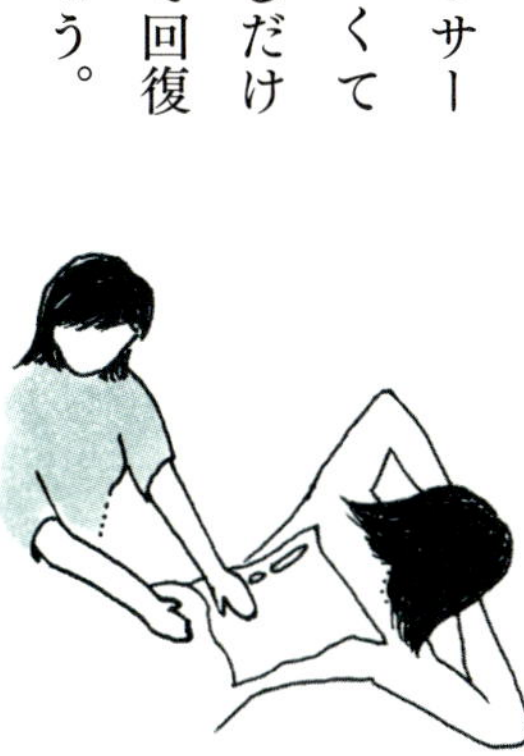

自然ぐすりリスト

- サイプレス
- ラベンダー
- ローズマリー
- 柚子
- コパイバ
- ローレル

〔自然ぐすりレポート❷〕

介護の現場で、植物療法を取り入れる

八千代会グループ（広島県）

第一章で見てきたように、さまざまな不調や病気の予防に有効な植物療法ですが、これを実際に介護の現場で取り入れ、実績を上げている介護施設があります。広島県で医療法人、介護施設、在宅（介護）事業を運営している八千代会グループの介護付有料老人ホーム「メリィハウス」。ここでは副理事長である姜慧さんや、ケア部長の山本房子さんをはじめ、看護師、療法士、薬剤師などのスタッフのみなさんが植物療法を取り入れることに積極的。同意を得た入居者のケアから、施設内の抗菌・消臭や入浴剤にいたるまで、森田敦子先生の植物療法が取り入れられています。

たとえば足の甲部分のむくみがひどく、体中の水分が足に集まってしまったかのようにパンパンで歩くことも不自由だった100歳の女性に、むくみに効く精油をブレンドした足浴とアロママッサージを実施。週３回、２カ月ほどの施術でむくみが大幅に改善し、歩けるようになるなど、奇跡のような高い効果を得ています。八千代会グループでは、５年前から森田敦子先生による介護スタッフへの植物療法の勉強会を実施。より専門的な植物療法の知識を得て、現場で実践することによって、さらに満足度の高い介護を実現するべく、勉強に余念がありません。

八千代会グループ「メリィハウス」

医療法人社団八千代会八千代病院を母体とするグループで、広島で介護付有料老人ホームとサービス付き高齢者向け住宅等を展開している。「最期まで続く良質な暮らし」をテーマに、植物療法も取り入れた質の高い介護を行う。こういった施設独特の匂いが、森田先生オリジナルの消臭スプレーなどできれいに消されているのが印象的。施設内のベーカリーやイベントは地域の人々にも解放され、交流も盛ん。問い合わせ：📞0120-65-3939　HP：http://merry-house.jp/

第二章

女性特有の悩みに

私が植物療法を学んできたフランスでは、婦人科の医院で植物のくすりを処方することも。生理や出産といった女性特有の悩みに、自然ぐすりはとても相性がいいのです。女性ホルモンのバランスをととのえ、粘膜力を上げて、女性ならではの健やかなからだを作りましょう。

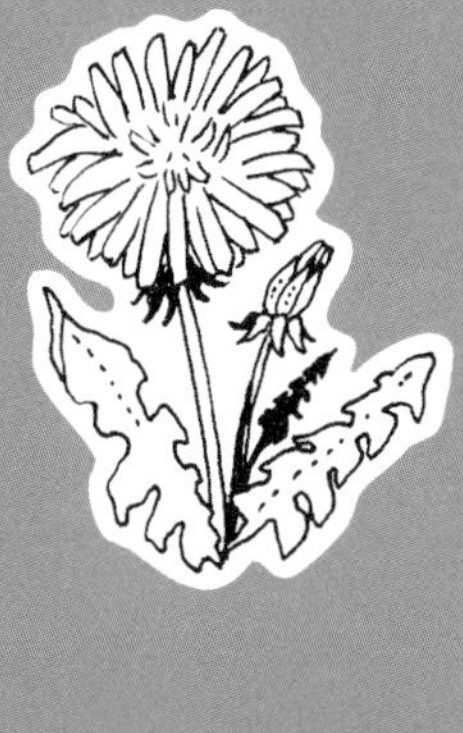

生理不順・無月経

症状が違っても、同じハーブが適用されることも。
婦人科系に不調のある人、妊活中の人はぜひチェックを。

チェストベリー ［ハーブ］

女性ホルモンを調整するハーブの女王

まだ数は少ないけれど、日本にもいくつかハーブの調剤薬局があります。そこで一番売れているのが、このチェストベリーのハーブティーです。女性ホルモンの1つであるプロゲストロンと似た作用があり、**ホルモンバランスを調整**してくれます。といっても子宮に直接作用するわけではなく、**子宮に命令を下している脳下垂体に働きかける**のがチェストベリーの特徴。その結果、黄体形成ホルモン（LH）が増加するので、フランスでは不妊症の治療で使われることもあります。

また、無月経などだけでなく、月経痛やPMS（月経前症候群）、月経中のニキビなどにもよく用いられます。ヨーロッパではPMSの治療薬にも配合されているほど。穏やかに作用しながら2～3周期で月経やそれに伴う症状が落ち着いてくるので、婦人科系のトラブルのときに最初に処方されることが多いハーブです。ハーブティーやチンキがありますので、取り入れやすいものを選ぶとよいでしょう。

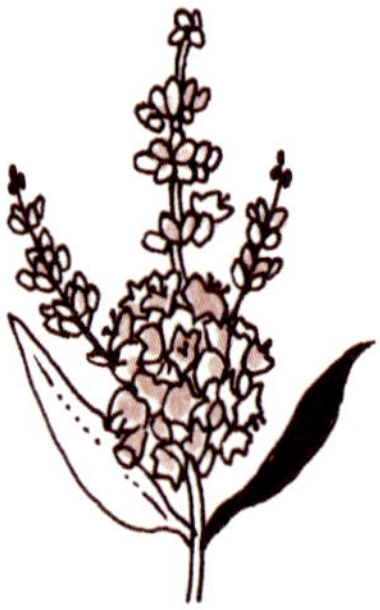

メリッサ［ハーブ］

緩和なトランキライザー

ヨーロッパでは、婦人科のドクターもよく使っているのがメリッサ（レモンバーム）。**女性ホルモンのプロゲステロンと似たような作用があり、生理不順のほか、月経痛を和らげる働き**も。また、精神を和らげる作用にもすぐれており、〝緩和な植物性トランキライザー〟とも呼ばれています。PMS（月経前症候群）でイライラしがちな人、うつ症状に悩まされる人にもよく処方されます。チェストベリーとメリッサは、婦人科系トラブルに使われる2大ハーブ。フランスの女性の間ではかなりメジャーなハーブなので、婦人科系で悩んでいる方は、ピルを飲む前にまずはこういったものを試してみましょう。ピルよりもやや時間はかかりますが、効果はゆるやかに出てきます。

ナズナ、アシタバ［ハーブ］

民間治療薬になる身近な植物

日本では春の七草の1つとされるナズナですが、コリンフマル酸という成分が働いて女性ホルモンをととのえてくれる立派な生薬。フランスでは**女性の不正出血や月経過多に使われる薬草**です。生のものを調理して食べるより、乾燥させたものをお茶でいただくほうが効果があります。

アシタバは八丈島などで自生する日本のハーブ。**血行を促したりからだを温めてくれる**ので、茹でていただきましょう。やや苦味がありますが、天ぷらなどにしてもおいしい葉っぱです。

自然ぐすりリスト

- チェストベリー
- メリッサ
- ナズナ
- アシタバ

月経痛

鎮痛剤などに頼る前に、まずは植物の力を借りてみて。
月経不順に効くハーブと組み合わせてもOKです。

月見草、ボリジ〔オイル〕

必須脂肪酸が主成分の〝王の万能薬〟

月見草（イブニングプリムローズ）のオイルは月経痛に限らず、PMS（月経前症候群）や更年期、さらに骨粗しょう症といった女性に多い悩みを解消するときにぜひとってほしいものの1つ。というのも、月見草オイルには不飽和脂肪酸であるγ《ガンマ》-リノレン酸が豊富に含まれており、**正常なホルモン分泌を助けたり、細胞の機能をととのえてくれる**ことによって、P114のチェストベリーやメリッサなどのハーブがうまく働くベースをととのえてくれるので、より効果的です。

最近の研究では月経痛やPMS（月経前症候群）でγ-リノレン酸が必要になり、月見草のオイルをとることで症状を緩和できるとみられています。酸化しやすいのでカプセルのサプリがおすすめ。ボリジオイルもγ-リノレン酸を含むので、月見草オイルの代わりになります。

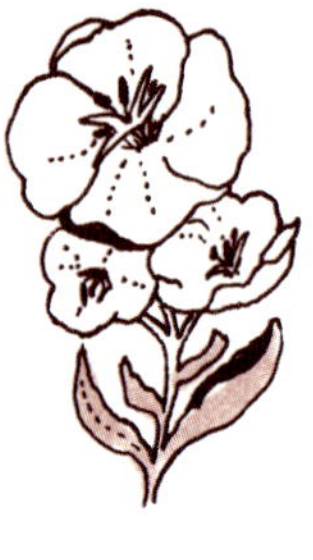

自然ぐすりリスト

- 月見草
- ボリジ

経血過多

子宮筋腫などといった疾患がないのに経血が多い場合は、植物の力でスムーズな排出を促しましょう。

ヤロウ［ハーブ］

血の滞りや炎症を鎮める止血ハーブ

ヤロウ（西洋ノコギリソウ）は、花や葉を乾燥させたものをハーブティーとして飲みます。女性ホルモンと似た作用をもち、婦人科系の不調の緩和に。また、抗炎症作用の高いプロアズレン類を豊富に含み、血管の病気を予防する際にも使われます。**血液が溜まって生じる月経過多や生理痛、PMS（月経前症候群）、子宮のうっ血などのつらい症状を緩和**するほか、消化不良や胃腸炎の緩和、便秘の解消にも役立ちます。

レディースマントル［ハーブ］

女性を守る〝マリア様のマント〟

タンニンを豊富に含み、**月経過多だけでなく、閉経前後に増える不正出血のコントロールにも便利**なレディースマントル。葉の独特な形と女性ホルモンと似た働きをする成分を含むため「マリア様（＝レディ）のマント」と名づけられました。ハーブティーとして飲むと、月経周期をととのえ月経痛を和らげます。

自然ぐすりリスト

- ヤロウ
- レディースマントル

ＰＭＳ〈月経前症候群〉

日本ではあまり知られていないハーブもありますが、月経前の頭痛やイライラにはとても効果的なものをご紹介します。

フィーバーフュー［ハーブ］

古代ギリシャでも使われた〝奇跡のアスピリン〟

ＰＭＳの中でも多くの人がつらいと訴えるのが頭痛です。「すぐに頭痛薬」となる前に、まずはハーブを試してみましょう。フィーバーフューは、古代ギリシャ時代から偏頭痛のケアに使用されてきたハーブです。

最近では、フィーバーフューの頭痛に対する研究が世界中の大学で行われ、論文が発表されています。**緊張を和らげる作用**があるため、頭や首などコリが溜まった部分に生じる緊張性頭痛を緩和してくれます。また、パセノライドという成分が**血管を正常にしてくれるため、偏頭痛にも効果的**。関節痛、生理痛などにもよいため、「奇跡のアスピリン」と呼ぶ人もいるほどのハーブです。ただし、実際にはアスピリン系の薬とは働き方が異なるので、併用はしないほうがいいでしょう。いわゆる頭痛もちの人や、ＰＭＳの頭痛に悩まされている人におすすめです。日本でもサプリメントなどが手に入ります。

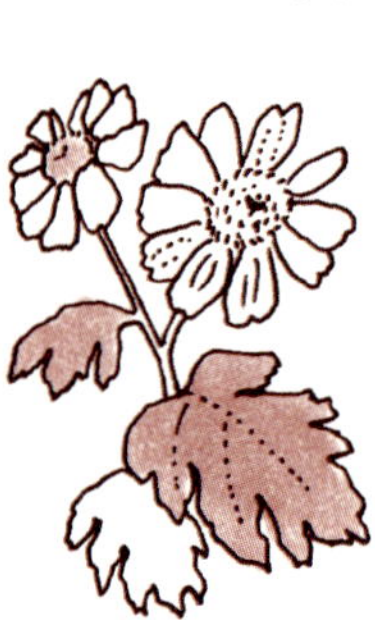

生姜

乾燥させたものに抜群の消炎作用が

おなじみ食材の生姜ですが、**乾燥させたものには抜群の頭痛緩和作用**があります。生姜にはジンゲロールという有効成分が含まれていますが、これが乾燥すると、消炎作用の高いショウガオールに変化するのです。生の生姜を使う場合は、薄くスライスしたものを陰干しし、半乾きになったところで甘味をまぶしたスイーツにすれば、ショウガオールがたくさんとれておすすめです。

また、ジンジャーの精油にも**消炎・鎮痛作用**があります。ベースオイルに混ぜてマッサージすれば血行もアップし、つらい頭痛の緩和に役立ってくれます。

ブラックコホシュ 〔ハーブ〕

医薬品にも配合される〝女の根〟

欧州ではPMSや更年期症状を緩和する医薬品にも配合されているブラックコホシュ。日本では有名ではありませんが、最近は手に入るように。根を乾燥させたハーブティーが一般的で、その効果の高さから、ネイティブアメリカンの間では「女の根」と呼ばれたほど。女性ホルモンの**エストロゲンに似た成分を含み、ホルモンバランスをととのえる**ため、PMSからくる頭痛やむくみ、イライラといった不快な症状全般、月経周期の乱れなどに効果があります。

自然ぐすりリスト

- フィーバーフュー
- 生姜
- ジンジャー
- ブラックコホシュ

センシュアリティを上げる

女性としての機能を快適に保つケアを取り入れて、女性性の質を上げ、より健康な毎日を送りましょう。

ネロリ ［精油］

上品でやわらかな〝幸福のオイル〟

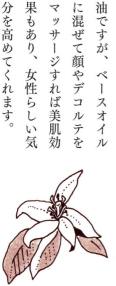

上品でやわらかな香りが特徴的なネロリ。いわゆる催淫系の機能へダイレクトに作用するのではなく、**多幸感をもたらしてくれてリラックスを誘う**ため、ストレスが多くてセンシュアリティが高められない人にはおすすめ。高価な精油ですが、ベースオイルに混ぜて顔やデコルテをマッサージすれば美肌効果もあり、女性らしい気分を高めてくれます。

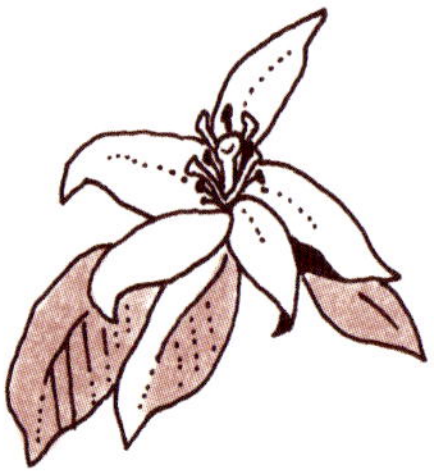

高麗人参 ［ハーブ］

男女問わず、ホルモン分泌をサポート

ストレスで疲れを溜め、弱ったからだのベースを上げてくれるのが、滋養強壮作用や精力増強作用をもつ高麗人参（オタネニンジン）。性ホルモンに近いステロイド成分を含有するので、**男女問わず、やさしくホルモン分泌を促し免疫力を高めてくれる、万能と言われるアダプトゲンハーブ（P171）です**。冷え性や更年期症状の緩和、貧血の悩みや妊活にもおすすめなので、サプリやチンキなどでとりましょう。

パチュリ、サンダルウッド、イランイラン

［精油］脳に働きかける香り

精油の中には、性的な欲求を呼び起こすような、催淫効果のあるものがあります。パチュリやサンダルウッド（白檀）、イランイランはその典型。香りそのものの印象もセンシュアルですが、たとえばサンダルウッドの場合は主成分であるサンタロールが脳に直接働きかけて深いリラックスをもたらすなど、はっきりとした薬理効果があります。「源氏物語」の中で光源氏が着物に焚きしめていた香りでもあり、昔からセンシュアリティの香りと記憶を高めるために使われていたと言えるでしょう。香りやその成分が**脳に与えてくれる安心感や癒しは、ストレス過多な現代人のスイッチを切り替え、穏やかな催淫作用をもたらします**。ベースオイルに混ぜてマッサージするのがおすすめです。

MINI COLUMN

センシュアルラインにそった施術が幸福感をもたらす

人間の体にはくすぐったい部分があり、これはいわゆる性感帯と重なります。そして、こころにもからだにも効かせたい精油は、このセンシュアルラインにそってつけると効果がぐんと上がります。スタートは耳から、徐々に下へとおりていきます。うなじ、胸、ワキの下、そけい部、膣、ヒップから背筋を上がって百会《ひゃくえ》までをスーッとなぞりましょう。このラインは、むずがる赤ちゃんをなだめるときにも効果的で、包まれるような安心感や静かな幸福感で心を満たしてくれます。

自然ぐすりリスト

- ネロリ
- 高麗人参
- パチュリ
- サンダルウッド
- イランイラン

妊活〈からだ作り〉

植物の力を借りて、森田敦子自身も43歳で初めて出産。妊娠しやすいからだを作り、からだの基盤を上げていきましょう。

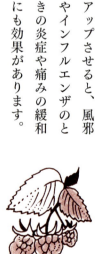

ラズベリーリーフ［ハーブ］

結婚した女性に贈る妊活ハーブ

婦人科系のトラブルに悩むほとんどの女性におすすめなのが、ラズベリーリーフのハーブティー。ヨーロッパでは〝安産のハーブ〟として知られ、結婚した女性へのギフトとしても人気があります。日本ではラズベリーの実がもてはやされがちですが、葉に含まれている成分のほうが女性にとっては大切。抗酸化力の高いポリフェノールが粘膜を強化するため、膣粘液の分泌を促してくれます。**粘液がたっぷり分泌されていると、妊娠力が上がる**と言えます。

妊活中はもちろんですが、月経痛やPMS（月経前症候群）、更年期、また膣炎などのケアにもいいでしょう。羊水を保護する羊膜にもよいとされるので、妊娠後期のハーブとしてもおすすめ。また、粘膜にはウイルスや菌を体内に入れないガードの役割もあります。のどや鼻も粘膜ですから、ラズベリーリーフのハーブティーをとることで潤いをアップさせると、風邪やインフルエンザのときの炎症や痛みの緩和にも効果があります。

アンジェリカ［ハーブ］

女性を守ってくれる天使《アンジェリカ》

古くから女性のための治療薬として使われてきたアンジェリカ（当帰《トウキ》）。クマリンなど**血液を浄化し、免疫機能を調整するポリフェノールを含んでいる**ため、妊活から更年期、ＰＭＳまで婦人科系のトラブルによく使われます。血流がアップするので、滞りからくる生理痛や月経不順、貧血などのケアにもおすすめ。また、胃腸を助ける働きもあるので、下痢や便秘、食欲不振といった症状の緩和に用いられることもしばしば。日本では漢方薬の当帰芍薬散《トウキシャクヤクサン》に入っている当帰に当たりますが、成分が多少異なってくるので、あればヨーロッパ産のものがおすすめ（なければ当帰でももちろんＯＫ）。チンキやハーブティーでとります。

リコリス［ハーブ］

〝百毒を解す〟歴史あるハーブ

根の部分にグリチルリチンという抗炎症成分を含み、漢方やアーユルヴェーダでも多用されるリコリス(甘草《カンゾウ》)。**女性ホルモンの１つで、排卵や受精を促すエストロゲンの働きを助ける作用をもち、妊活にもぴったり**です。月経痛やＰＭＳ（月経前症候群）、更年期の症状緩和にも役立ちます。女性ホルモンの調整をしてくれるチェストベリーやブラックコホシュのハーブティーと一緒にとるといいでしょう。

自然ぐすりリスト

- ラズベリーリーフ
- アンジェリカ
- リコリス
- チェストベリー
- ブラックコホシュ

妊活〈精力増強〉

性欲がわかないのは、からだの基礎体力が弱っている証拠。慢性疲労を取り除き、本能をきちんと目覚めさせましょう。

マカ［ハーブ］

妊活に効果を発揮するスーパーフード

男性の精力増強剤と思われがちなマカですが、実は女性にこそおすすめ。女性ホルモンのエストロゲンに似た作用もあり、ホルモンバランスを正常化してくれます。

また、マカには疲労物質を取り除くという素晴らしい働きもあります。精力や性欲はその人がもっている元気の素ですから、**マカで疲れを緩和したり自律神経の乱れをととのえたりといったことで、妊娠力はアップ**します。妊活世代は仕事や家事で忙しいことも多く、疲労を溜め込んでいるのが現状。産婦人科で不妊治療をしている人でもマカは併用できるので、体力補強のためにとるといいでしょう。

マカは日本でもスーパーフードとして有名になり、パウダーやサプリメントといった形で市販されています。とることですぐに性欲がわくというわけではなく、弱っている体力を回復させて妊娠へと導くものなので、カップルでとるのもおすすめです。

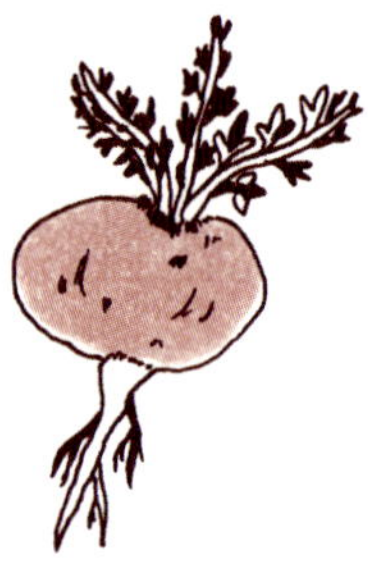

高麗人参［ハーブ］

婦人科系の悩みにすぐれている

韓国ではとてもメジャーな高麗人参（オタネニンジン）。中国漢方からアーユルヴェーダ、それに北米先住民のハーブとしても何千年も使われてきた、人間にとって有用性の高い植物です。万能と言われるアダプトゲンハーブ（P171）の王様なので、**精力増強から妊活、月経の不順まで、婦人科系のお悩みに幅広く効果を発揮してくれます。調整機能にすぐれているので、精神的なストレスや肉体的疲労、それに免疫機能が弱ったときにもおすすめ**。また、性ホルモンに近いステロイド成分を含有しており、女性ホルモンのバランスをととのえてくれるハーブとしても知られています。根を乾燥させたものも売られていますが、サプリメントでとるのが手軽です。

MINI COLUMN

こころの落ち込みに効くハーブ

妊活期間というのは、イライラしたり落ち込んだり、つらい気持ちでアンバランスになるこころのケアも大切。メリッサやセントジョーンズワートなど、落ち込みに効くハーブを上手に取り入れましょう。特にメリッサは、女性ホルモンの働きを助けてくれたり、気持ちをゆるめてくれる作用も。妊活のためのからだ作りとしてチェストベリーやラズベリーリーフ、高麗人参などをとるとき、一緒にとるとさらに効果を発揮します。妊娠後、マタニティーブルーになったときも有効です。

自然ぐすりリスト

- マカ
- 高麗人参
- メリッサ
- セントジョーンズワート

妊娠中の悩み〈つわり・むくみ〉

食事がとれなくなったり、脚がぱんぱんに張ったり。妊婦さん必携の、つわりやむくみを軽減するハーブです。

ダンディーライオン ［ハーブ］

排出や巡りを促す〝自然の薬局〟

助産院などで、母乳の出をよくするためによく使われるダンディーライオン(西洋タンポポ)。根に水溶性の食物繊維、イヌリンを豊富に含んでおり、便秘や運動不足による老廃物の蓄積を解消する働きがあります。

妊娠中は母体の血液量が増えますし、普段よりも運動量が減るためにどうしてもむくんでしまうもの。そんなときにダンディーライオンは腎臓の働きを助けてむくみをとったり、**排出機能を高め、巡りをよくしてくれます**。カフェインを含まないので妊活中、妊娠中、それに産後もおすすめです。

葉には塩分（ナトリウム）の濃度を調整してむくみを解消するカリウムや、血行促進作用のあるルチンが含まれるので、葉が含まれるハーブティーを飲むといいでしょう。

また、根をローストしたものはほんのり苦味があるため、ノンカフェインのタンポポコーヒーとして自然食品店などで売られています。

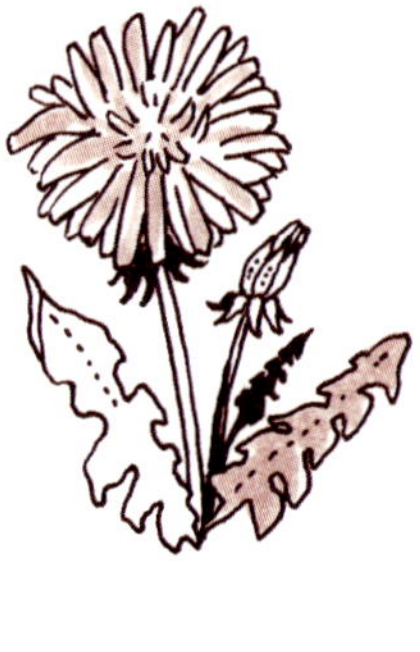

エルダーフラワー［ハーブ］

利尿作用ばつぐんでむくみをとる

風邪の症状の緩和（P31）でもご紹介したように、発汗を促したり、利尿作用が高いことで知られるエルダーフラワー。ヨーロッパやネイティブアメリカンの間では民間療法として昔から用いられてきており、数々の神話にも登場するほど。**体内の毒素や余分な水分を排出してくれる働き**があります。

日本でもハーブティーや液体シロップが売られています。ハーブティーの場合は、リンデンやヤロウといったハーブとブレンドすると飲みやすくなります。妊娠6カ月くらいからとるのがおすすめです。甘い香りで緊張をゆるめてくれるので、妊婦さんのリラックスにも一役買ってくれます。

ペパーミント［ハーブ、精油］

初期のつわりにも使える万能ハーブ

最近はキッチンハーブとしても人気のペパーミント（ハッカ）。吐き気があるときに、**メントールを含むペパーミントの香りを嗅ぐだけでもすっきり**しますから、妊婦さんはハーブティーか精油を用意しておくと安心です。ハーブティーには**血行をよくし、からだの表面に熱を拡散させて発汗を促す効果**も。生姜のジンゲロールにも似たような働きがあるので、干した生姜を吐き気どめに噛んだり、ジンジャーの精油の香りを嗅ぐのもいいでしょう。

自然ぐすりリスト

- ダンディーライオン
- エルダーフラワー
- ペパーミント
- 生姜
- ジンジャー

出産準備

妊活とも共通する部分が多いのですが、からだをととのえておくと出産もラクになり、産後の体力の落ち込みも軽減できます。

ラズベリーリーフ［ハーブ］

欧米でメジャーな〝安産のためのお茶〟

妊活でもご紹介したラズベリーリーフですが、出産を控えた女性にもぜひとってもらいたいものの1つ。というのも、**子宮の緊張を和らげる作用**があると言われており、実際にラズベリーリーフのハーブティーを毎日飲んでいた妊婦さんは出産がスムーズだったという、ヨーロッパの大学の研究もあるほど。妊娠初期にはあまりおすすめではありませんが、出産3カ月前になったら毎日でも飲みたいところ。産後も、母乳ケアのためのお茶としておすすめです。

ラベンダー、フランキンセンス［精油］

妊娠線の予防にリラックスハーブ

妊娠するとがぜん気になってくるのが、妊娠線の予防。赤ちゃんのことを考えると、できるだけ自然のものでケアしたいもの。ラベンダーやフランキンセンスなど、**細胞再生作用のある精油**をベースオイルに混ぜて、お腹まわりをマッサージします。ラベンダーの香りなどで気分をリラックスさせることも重要です。

自然ぐすりリスト

- ラズベリーリーフ
- フランキンセンス
- ラベンダー

妊娠中の禁忌

普段は問題ないハーブでも、妊婦さんには不向きな場合も。避けるべきとり方について、しっかり知っておきましょう。

精油の禁忌

妊娠中も、精油を使ったマッサージ程度であればあまり神経質になる必要はありません。もちろん嗅覚が変わって香りがダメになる場合はありますし、肌が過敏になるので原液をつけるのはNGですが、ベースオイルに混ぜて、希釈して使う分には大丈夫です。

ただし、精油を経口摂取するのはやめましょう。ヨーロッパでは飲用の精油が売られていますが、作用が強いものもあるので妊娠中は避けてください。ハーブティーやチンキはとってもOKです。

ハーブティーの禁忌

妊娠中は妊活のページで紹介したような、女性ホルモンをととのえるハーブティーはとらなくても大丈夫です。また、エルダーフラワーやラズベリーリーフなど、子宮収縮の作用もあるハーブティーは妊娠初期でも問題はありませんが、わざわざとらなくてもいいでしょう。こういったハーブも妊娠後期には、出産の準備に活用できます。

妊娠の週数に関係なく、カフェインやお酒、化学調味料は控えること。からだへの負荷を減らすのがポイントです。

産後のからだケア〈会陰切開〉

日本では、産後のからだのケアが軽視されがち。大事をなしとげたからだはとてもデリケートなので、弱ったからだをいたわりましょう。

よもぎ［ハーブ］

韓国の産後院では欠かせないサポーター

抗炎症作用が素晴らしく、万能の薬草として古くから使われてきたよもぎ。出産時の会陰切開でできた傷の痛みを鎮め、治りを早めてくれます。また、出産で胎盤がはがれたりするので、産後の子宮には大きな傷ができるもの。そういった傷から出てくる分泌物を悪露《おろ》と言いますが、よもぎには**悪露の分泌を促し、出し切って子宮をもとの状態に戻してくれる作用**も。

韓国の産後院では出産後に必ずよもぎ蒸しを行うほど効果があります。日本の病院や自宅でよもぎ蒸しを行うのは難しいですが、よもぎ粉をさといも粉（P85）に練り込んでパックにしたり、10分ほど煮出したよもぎの汁をお風呂に入れて半身浴することでもかなりの効果があります。出産後はもちろん、普段のデリケートゾーンのケアとしてもおすすめです。病院は「事故なく無事に出産する」が大切な目標なので、こういったケアまではなかなか手が届きません。退院後に自宅で始めても充分ですから、ぜひご自身で産後のからだをいたわってください。

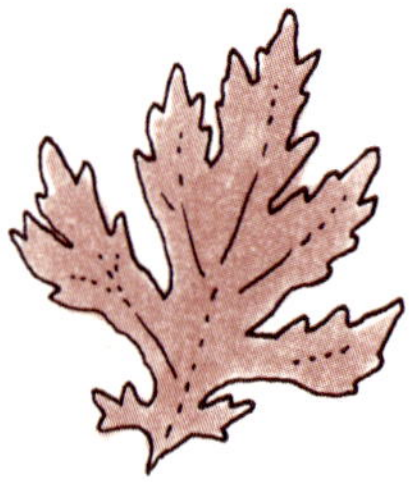

ラベンダー［精油］

抗炎症の2大精油で傷を鎮静

ラベンダーの精油に含まれるリナロールや酢酸リナリルといった成分には、**炎症を鎮めるすぐれた作用**があります。肌に直接つけることができるので産後の会陰のケアにぴったり。傷があり、赤く腫れている産後の会陰は、大きな打ち身ができているようなもの。この精油をさといも粉に練り込んでガーゼなどに塗り、会陰にぺたりと貼ってラップで密着させましょう。生理用ナプキンに精油を数滴落として簡易湿布にしても。綿棒などにつけた精油を傷に直接塗っても治りがぐんと早まります。また、座浴といって大きめの洗面器や桶にお湯を張り、そこに精油を加えてお尻をつける（座る）方法もおすすめです。

MINI COLUMN

デリケートゾーンのケア

日本はデリケートゾーンのケアに関して、驚くほどの後進国。カンジダなどの感染症も多いですし、専用のケアをしている人がほとんどいません。対症療法としてだけの、かゆみが出たときのための軟膏がドラッグストアで売られているのは異常な状況です。

ほかの国の薬局では、デリケートゾーン用のソープが洗顔料と同じように何種類も陳列されています。顔やからだ用の石けんは刺激が強く不向きなので、専用のソープで、そっと広げるように洗って垢を落としましょう。月経が始まったら始めてほしい習慣です。

自然ぐすりリスト

- よもぎ
- ラベンダー

産後のからだケア〈体力回復〉

母乳も出さなければならないけれど、消耗している産後のからだ。植物の力で、体力を戻していきましょう。

ワカメ、昆布、もずく

産後院の定番メニュー

韓国の産後院で毎食登場するのが、ワカメやもずくなどの海藻をドロドロに煮込んだスープ。カルシウムや亜鉛、ヨウ素、カリウムといったミネラルからアルギン酸ナトリウム、自然治癒力を高めてくれるフコイダン、それにアミノペプチドなどが豊富に含まれます。**体力の回復にはもちろん、母乳の出もよくなり、悪露《おろ》の分泌を促す**など産後のからだにいいことずくめ。味噌汁の具程度ではなく、たっぷりと、ドロドロになるくらいに海藻を使うのがポイントです。

［海藻スープ］の作り方

❶ワカメや昆布、根昆布などの海藻を水に浸して戻し、ひたひたの水で煮込む。

❷塩とごま油をさっとふったり、味噌を入れるなどお好みの味つけをする。

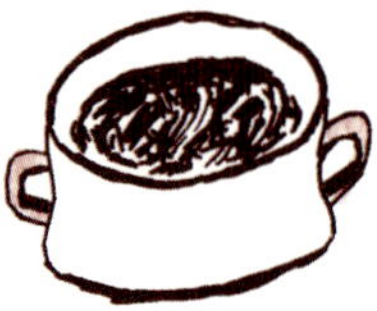

5分ほど煮れば食べられますが、余裕があれば40分くらいコトコトと煮て、ドロドロのスープにするのがおすすめ。大量の血液を失ったからだにミネラルをたっぷり補給できます。韓国では産後1カ月ほど飲み続けるほどメジャーなスープです。

にんにく、玉ねぎ

体力回復のための最強コンビ！

体力を消耗した産後のからだにおすすめな食材といえば、やはりにんにくと玉ねぎ。にんにくには免疫力を高めるアリシンという成分がたっぷり含まれています。免疫力をアップさせてくれるので、**食べものから獲得する免疫力を高めるものとしてはベスト**。調理で加熱したり、発酵させたにんにく（黒にんにく、卵黄にんにくなどで売られています）を選ぶのがポイントです。また、玉ねぎにも**血液をサラサラにし、免疫力や代謝力を高める働き**が。にんにくとは逆に、玉ねぎは生や、あまり火を通さない状態で使うほうがおすすめ。生のスライスをそのまとれば血液がサラサラになるので、サラダなどでいただきましょう。

自然ぐすりリスト

- ワカメ
- 昆布
- もずく
- にんにく
- 玉ねぎ
- ラズベリーリーフ

MINI COLUMN

産後のからだにいいハーブ、控えたほうがいいハーブ

産後はとにかくからだのダメージもあり、疲れもあり大変な時期ですが、さらにからだの変化もあります。この時期にとるといいハーブティーは、妊活や出産準備のページでもご紹介したラズベリーリーフ。粘膜の保護にすぐれた効果を発揮しますから、大仕事を終えた子宮のケアにも最適です。

逆に、控えたほうがいいハーブティーはセージ。月経不順や更年期障害にはいいですが、母乳の分泌を減らす作用があります。卒乳の時期になったら飲んでもいいでしょう。

産後のからだケア〈授乳〉

多くのお母さんが一度は直面する母乳不足や乳腺の詰まり。
1人で悩むことなく、植物の力を使って穏やかに解決を。

フェンネル［ハーブ］

催乳効果のある女性のためのハーブ

最近は生のフェンネル（ウイキョウ）がスーパーで売られていることもありますが、授乳のためにおすすめなのは葉ではなく、種を使ったスパイシーなフェンネルのハーブティーです。フラボノイドやフラボノイド配糖体といった成分を豊富に含むため、古代ローマ時代から**強壮作用のあるハーブ**として使われてきました。

母乳があまり出ないとき、量が少ないときにハーブティーでとるといいでしょう。市販されている産後の女性のためのハーブティーには、ほとんどのものにフェンネルが配合されているほどで、授乳中の必携ハーブティーです。

また、胃腸の状態は母乳の出を左右するのですが、その点でもフェンネルは**消化酵素の分泌を促し、胃腸を元気に**してくれます。しかも、フェンネルそのものにも**催乳効果**があり、さらに**利尿作用**もあるので「いい母乳が作られる」と「うまく分泌される」の両方を叶えてくれます。母乳不足にも、乳腺の詰まりのケアにもぴったりのハーブです。

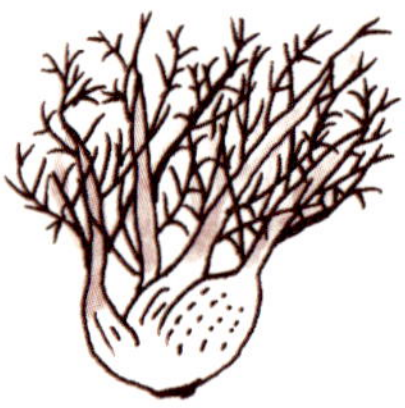

アニス［ハーブ］
古代ギリシャ時代から使われた授乳期の味方

スパイシーなお菓子や料理に使われることが多いアニスシードですが、古代ギリシャ時代から**催乳・健胃作用がある**ことで知られていました。女性ホルモンのエストロゲンと似た作用をもつ成分、アネトールが含まれているため**母乳の分泌を促したり、女性ホルモンのバランスをととのえて月経痛を抑えたり、はたまた更年期のつらい症状を緩和**したりと、幅広い婦人科系の悩みに応えてくれるハーブです。

授乳期にとるのであれば、同じく催乳効果のあるフェンネルや、メリッサなどとブレンドして飲むのがおすすめ。熱湯を注ぎ、5分以上（できれば8分程度）長めに蒸らすと成分がしっかり抽出できます。中華料理で使うスターアニスは別のものなので注意しましょう。

かぼちゃ、さつまいも
授乳中にむしろとるべき〝甘い野菜〟

よく「甘いもの、脂肪分の高いものは乳腺を詰まらせる」などと言われますが、かぼちゃやさつまいも、栗、どんぐりなどの甘い野菜は別。これらに含まれる糖分は、**母乳を作る指令を出すホルモン、プロラクチンの分泌を促してくれます**。かぼちゃやさつまいもは皮に有効成分が多いので、丸ごといただきましょう。また、授乳はいわば生命を作る作業なので、えごま油などのオメガ3をとるのもおすすめ。赤ちゃんの脳の発育にもいいと言われています。

自然ぐすりリスト
- フェンネル
- アニス
- かぼちゃ
- さつまいも
- えごま油

〔自然ぐすりレポート❸〕

明日の健康は今日食べたもので作られる

ナグモクリニック
理事長・総院長　南雲吉則先生

私がガんの専門医になって30年、この間にがんの死亡率は３倍に増えました。これだけ早期発見・最新治療が推進されているにも関わらず、です。

そこで私が今もっとも力を入れているのが「予防」です。まずは最大の発がん因子である食事をもう一度見直すべきだということ。私たちの腸は、免疫活動の７割を担っており、腸内環境が良ければ病原体をブロックしてくれます。しかし、腸はよい食べ物と悪い食べ物をより分けることはできません。何を食べるのか、何を食べないのかということは、口に入れる時点で私たち自身が選びとらなければいけない。今日の病気は昨日食べたものによって引き起こされているし、明日の健康は今日食べたものによって作られているのです。

森田敦子さんはフランスで学び、植物の薬理学から自然療法というものを非常に勉強してきています。私の目指しているところは、人々を食べ物から健康にするということ。何を食べるか食べないかということから、食べ方で気を付けること、ごぼう茶やえごま油など食材の提案まで、がん予防のための食事を「命の食事」と名づけ、全国各地で普及活動を行っています。ですから、その点で森田さんの研究とは非常に相通ずるところがあると思っています。

ナグモクリニック

バストの美容から健康まで、トータルにケアできるクリニック。がんの専門医である総院長の南雲吉則先生は、忙しい診療の合間をぬって、テレビをはじめとするメディアへの出演、数多くの著作の執筆など多方面で活躍中。近年、がん予防の大切さを訴え、「命の食事」を普及するべく全国各地でレストランともコラボレートし、講演活動などを行っている。問い合わせ：TEL03-6261-3261

第三章

こころの不調に

眠れない、やる気が出ない、なんだかイライラする……そんな日々が続いていたら、疲れて免疫力が下がっているのかもしれません。こころが弱っているときに、助けてくれるお守りのような自然ぐすりをご紹介します。

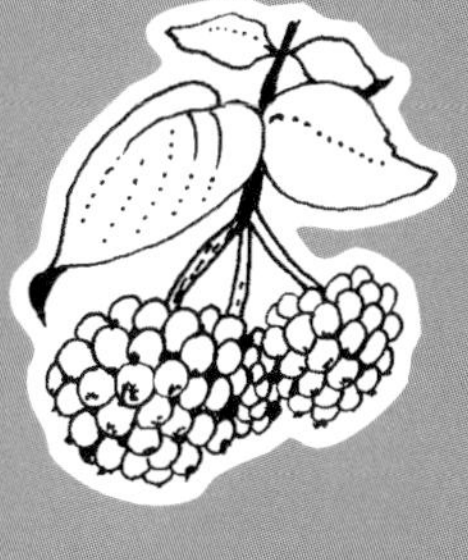

深いリラックス

こころに余裕がなくなったら、ハーブの力で深いリラックスへの導入を。
これ以外にも、好きな香りはリラックスに導いてくれます。

ホップ［ハーブ］

静かに不安を取り除く薬草

ビールの原料としてあまりにも有名なホップですが、実は薬理効果のあるハーブティーとしても世界中で使われています。苦味とかすかな甘味が混ざった後味のお茶で、神経に働きかけて、カフェインなどをとったときのようにほっとリラックスさせてくれます。そのため、インドのアーユルヴェーダでは不眠のための薬草として使われてきました。**不安やイライラ、ストレスがあるときに、穏やかに働きかけて神経を鎮めてくれます**。

また、女性ホルモンに似た作用がある成分を含んでいるため、PMS（月経前症候群）によるイライラ、更年期の不安などにも効果的。気持ちがネガティブなときに飲むと、無理に元気を出すのではなく、副交感神経を優位にする方向で働いてくれます。

ビールの原料ではありますが、ビールそのものを飲んでもホップの薬理効果はあまり得られません。ハーブティーでとりましょう。

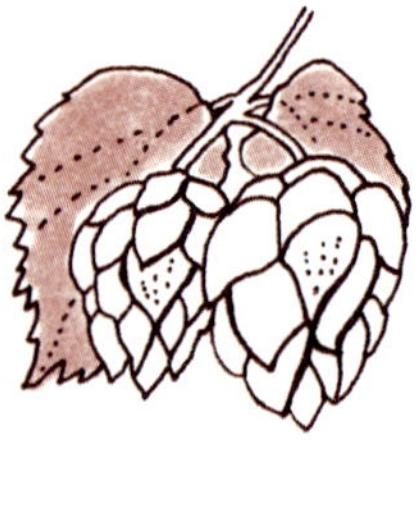

ジャスミン［精油］

不安を落ち着かせる〝クレオパトラの媚薬《びやく》〟

その素晴らしい芳香から宗教儀式でもよく使われており、クレオパトラも媚薬として愛用していたというジャスミン。そんなジャスミンに、実際に不安感を取り除く作用があると判明したのはここ数十年のこと。**女性・男性ともに不安定なこころを深く落ち着かせてくれます**。しかも、ただ鎮静させるのではなく、**活力をもたらしたり催淫効果もある**のがジャスミンのユニークなところ。ただし、ジャスミンの原料は高価なので、合成のものが多く出回っているのも事実。質のよいものを選ぶのも大切なポイントです。ほかにも副交感神経を優位にさせてくれる柚子や、マンダリン、ベルガモットなどかんきつ系の香りもおすすめ。

レディースマントル［ハーブ］

葉の上の滴に魔法が宿る秘薬

P117でもご紹介した、婦人科系のトラブルにいいレディースマントル。三保松原の天女の伝説にも登場する薬草（ハゴロモグサ）で、葉の上の滴には魔法が宿っていると言い伝えられたほど。**メンタルの不調を和らげる作用にもすぐれており、苦しいとき、悲しみを抱えているときに気持ちを穏やかにしてくれます**。

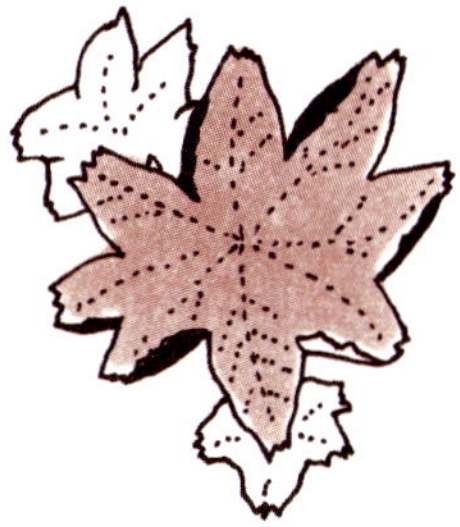

自然ぐすりリスト

- ホップ
- ジャスミン
- 柚子
- マンダリン
- ベルガモット
- レディースマントル

眠れない

すぐに睡眠薬に頼るより、ハーブの自然な催眠効果を利用してみて。
副作用のない良質な眠りなら、目覚めもすっきりするはず。

バレリアン［ハーブ］

考えすぎからくる不眠の特効薬

「睡眠薬を飲まないとなかなか眠れないのだけれど、飲むと朝ぼうっとしちゃって……」という方は多いのではないでしょうか。そんなときにおすすめなのが、天然アミノ酸・GABA《ギャバ》の働きを高め、寝つきをよくしてくれ、そして朝はすっきりと起きられるハーブ、バレリアンです。

脳の中枢神経に働きかけて眠りを誘う成分を含んでいるため、医療用ハーブとして使う国もあるほど。頭を使いすぎて眠れないとき、つい考えてしまうときにハーブティーやチンキでとると、するりと眠ることができます。

ただし、頭がぼんやりするので、車の運転前は飲まないように注意しましょう。このあとは何もしなくていい、横になって眠るだけ、というときに飲むようにするとよいでしょう。睡眠薬やアルコールとの併用は厳禁です。

ちなみに、バレリアンのドライハーブは匂いが強烈なので、冷凍庫に保存することをおすすめします。

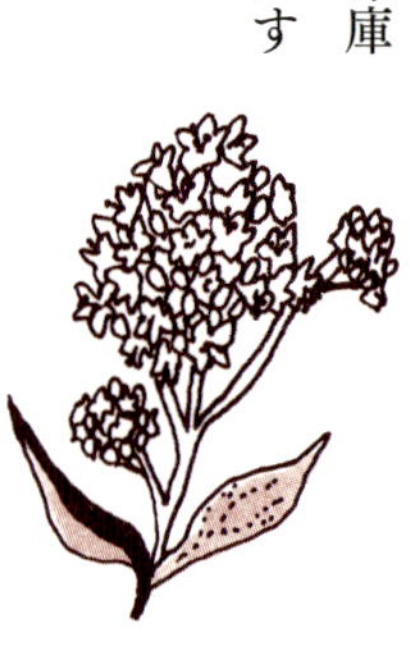

パッションフラワー［ハーブ］

子どもも高齢者もOKな〝天然の安定剤〟

鎮静作用のあるアルカロイドやフラボノイド類を多く含み、古くから〝天然の精神安定剤〟と呼ばれていたのがパッションフラワー。**ストレスからくる不眠に効果がある**ことで知られ、**神経系をリラックスさせる**ハーブティーとして用いられてきました。日本でも、眠りを誘い、気持ちのいい目覚めをもたらす働きからトケイソウと呼ばれることも。夜中に何度も起きてしまうという高齢者や、リズムが乱れてしまった子どもにも使えます。

ハーブティーのほか、チンキなども市販されています。あればバレリアンのハーブティーとミックスすると、朝までぐっすり眠れる特効薬になってくれるはず。ただし、睡眠薬やアルコールとの併用は厳禁です。

ラベンダー、柚子［精油］

スイッチを切り替える香り

不眠にはハーブティーやチンキも有効ですが、鼻から吸収され、脳にダイレクトに働きかける精油の力も侮れません。たとえばラベンダーや柚子などリラックス効果のある精油は、心療内科でも使われることがあり、**副交感神経を優位にしてこころのスイッチを切り替えるのに役立ちます**。入浴後などに、ベースオイルに数滴垂らして首まわりやデコルテをマッサージするのがおすすめ。深く呼吸をして、その香りをたっぷり吸い込むのがポイントです。

自然ぐすりリスト

- バレリアン
- パッションフラワー
- ラベンダー
- 柚子

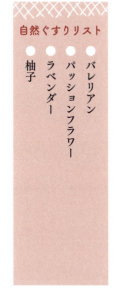

やる気が出ない

やる気が出ない大きな原因が、免疫力の低下です。心身の基礎体力を上げて、頑張れる自分を育てましょう。

エキナセア［ハーブ］

免疫に働きかけて気力を回復

風邪やインフルエンザ、アレルギーの対策で登場することの多いエキナセア。多糖類やフラボノイド類が免疫力を高めてくれるので、**疲れや体力の低下からくる気力の停滞に働きかける**にもぴったりのハーブです。また、季節の変化にからだが順応できないでいるときにも効果的。やる気というとこころの問題のように考えがちですが、体力や免疫力は元気なこころを育む基礎。エキナセアのハーブティーやチンキで体力を回復させ、やる気も呼び起こしましょう。

エゾウコギ［ハーブ］

ストレスホルモンを抑えるアイヌの民間薬

何千年も前からストレス対策や疲労予防のために使われてきたエゾウコギ（シベリアンジンセン）。ストレスホルモンであるコルチゾールが過剰に出るようなときは、倦怠《けんたい》感や無気力感をもたらします。エゾウコギのサプリやハーブは**コルチゾールの過剰分泌を抑えて副腎の負担を軽くし、内から自然と活力がみなぎる**ようになります。

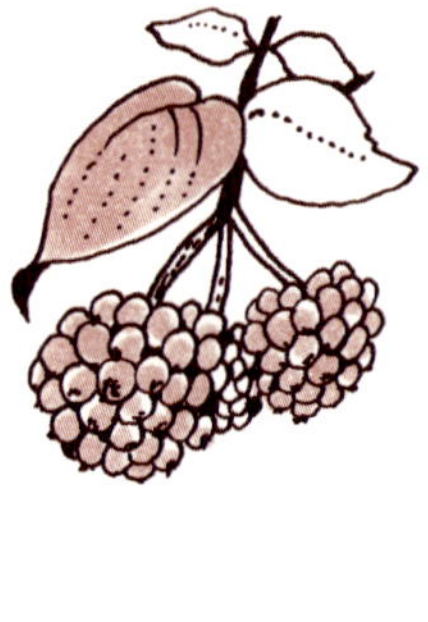

マカ、マテ茶［ハーブ］

体力・気力のベースアップをはかる

スーパーフードとしても人気で、乱れがちなホルモンバランスをととのえてくれるマカ。アミノ酸や各種ミネラルも豊富に含んでおり、**低下した気力の回復**にも役立ってくれます。妊活でとる女性が多いのですが、精神的な疲労やだるさに悩んでいるときにもおすすめです。

また、同様にとりたいのがマテ茶。カルシウムや鉄、亜鉛などのミネラル、それにビタミンAとBが豊富なため〝飲むサラダ〟と呼ばれることがある世界三大茶の1つです。**新陳代謝をよくし、からだの疲れもこころの不調も拭い去ってくれる**と人気に。クコやナツメといった漢方とブレンドするのもいいでしょう。

にんにく

フルーティな〝黒にんにく〟でパワーアップ

P72やP133でも登場したにんにくは、疲労回復にぴったりの身近な食材。**独特の匂いの中に糖を代謝してエネルギーに変えるビタミンが含まれている**ため、疲れてやる気が出ないという人にぴったり。中でも、高温多湿の環境で発酵させ、抗酸化力や抗菌効果を高めた黒にんにくは特におすすめです。生の状態に比べて抗酸化作用のあるポリフェノールをはじめとした成分が増え、内からのやる気をさらに高めてくれます。

自然ぐすりリスト

- エキナセア
- エゾウコギ
- マカ
- マテ茶
- にんにく

落ち込み・うつ・イライラ

海外では医師が処方することもある、こころのハーブ。気持ちをゆるやかに、ラクな方向に導いてくれます。

セントジョーンズワート［ハーブ］

世界的に有名な〝天然の抗うつ剤〟

日本でもいろいろなチンキやサプリが売られるようになったセントジョーンズワート。フラボノイドやルチン、ヒペリシンといった抗酸化成分を豊富に含んでいるのですが、そういった有効成分との相乗効果で、**脳の神経伝達物質のバランスを取ってくれることが証明**されています。冷静になれない、感情的になってしまうというときの特効薬で、アメリカでは男女ともにビジネスマンはよくこのハーブをとっていると言われるほど。抗うつ剤は感情の起伏をゆるやかにする方向で働きますが、セントジョーンズワートは**すっと気持ちを鎮め、冷静に対処する方向で作用する**ので、やる気がなくなるといった心配はご無用。ハーブティーやサプリ、チンキなどでとります。

ただし抗うつ剤との併用はできないので、使っている人は徐々に薬を減らし、薬を止めるタイミングでとり始めるのがおすすめです。更年期のイライラ、すぐにキレてしまうといった症状の緩和にも使える便利なハーブです。

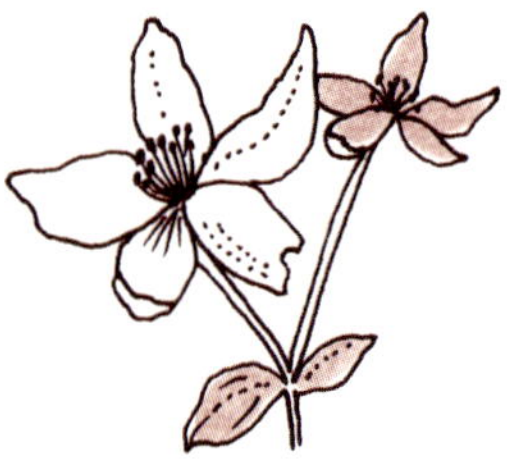

ネロリ［精油］

静かな幸福感を呼び起こす香り

ビターオレンジの花から抽出される高価な精油で、日本にもファンの多いネロリ。スキンケアや香水の原料としてよく使われますが、単にいい香りというだけではありません。リナロールや酢酸リナリル、それにネロールという成分が鼻腔の粘膜から吸収されると脳の視床下部に直接働きかけ、幸福感をもたらしてくれます。

たとえばローズの精油は華やかで浮き立つような幸福感を起こさせますが、ネロリは**心を穏やかに、静かな幸福感で満たす**ので落ち込みがちな人にはぴったり。ベースオイルに垂らしてマッサージしたり、フェイシャルケアのクリームなどに混ぜてもいいでしょう。ローズとジャスミンに次ぐ人気の精油で、使いやすさも魅力です。

メリッサ［精油、ハーブ］

リラックス効果の高い〝長寿のハーブ〟

レモンのような爽やかな香りで、**不安や悲しみを和らげ、心を明るくする作用がある**のがメリッサ（レモンバーム）。シトロネロールやゲラニオール、リナロールといった芳香成分を含むので、緊張やストレスが強い人、精神的なショックを受けた状態にあるときに精油をマッサージで使用するのがおすすめです。

ハーブでは、生のほうが香り立ちがよいのですが、ドライのハーブティーでも効果は同じです。また、乾燥した葉は香りを長く楽しめる特徴があります。

自然ぐすりリスト

- セントジョーンズワート
- ネロリ
- メリッサ

自律神経の乱れ

眠りが浅い、なかなか眠れない、常に倦怠感《けんたいかん》がある、多汗など、こんなサインがあれば自律神経の乱れを疑って、ハーブでケアを。

ベルベンヌ［ハーブ］

フランスのカフェの定番ハーブティー

レモンの香りが漂うことから「レモンバーベナ」という名前でも呼ばれることがあるベルベンヌ。P140で紹介したバレリアンやパッションフラワーなど、睡眠障害の際にも使われるハーブと比べると穏やかな作用ですが、**眠りの質をよくする**ことで知られています。特に**自律神経の乱れを落ち着かせる効果**がすぐれています。

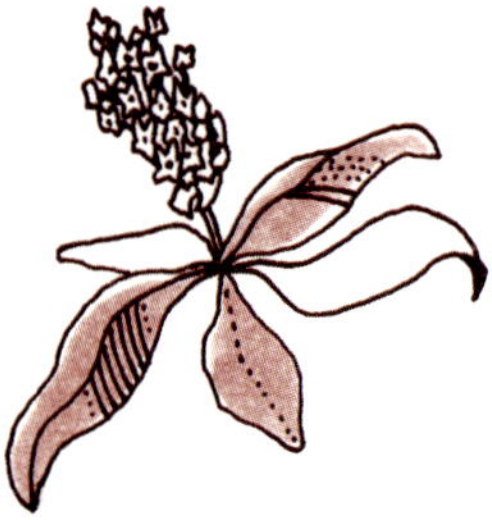

眠れないというほどではないけれど、眠りが浅い、朝からイライラしたり疲れが取れないといったケースにぴったりです。情緒不安やストレス性の胃痛も緩和してくれます。

フランスでは、いわば日本の麦茶のようによく飲まれていて、カフェには必ずと言っていいほど置いてあるハーブティーです。食後にいただくとすっきり感もあります。

このほか、自律神経失調症ほどではないけれど、少し自律神経が乱れ気味、というときには、メリッサ（レモンバーム）やホップもおすすめです。

柚子、ベルガモット［精油］

人気の香りで自律神経を調整

柚子には自律神経の乱れをととのえたり、血行をよくしてからだを温める働きがあります。**副交感神経を優位にする**リモネンを含んでいるので、香りを効果的に取り入れるために、精油を植物オイルに垂らしてマッサージしたり、柚子茶などをいただくのもいいでしょう。また、精油にする有効成分は皮の部分にたっぷり含まれているので、お料理に使った残りの皮を袋に入れて、お風呂に入れる柚子湯もおすすめ。元気を取り戻し、免疫力を高めてくれます。

また、ベルガモットにも同様の作用があり、鎮静作用のある酢酸リナリルを含むため、**自律神経のバランスをととのえてくれます**。どちらもいい香りなので、あれば、この2つの精油をブレンドするのもいいでしょう。

MINI COLUMN

カフェインとノンカフェイン

カフェインは、植物が虫などから自分の身を守るために作り出す物質。虫にとっては毒となりますが、人間がとるといったん覚醒し、その後ストーンと神経をゆるめる形で働きます。ただし、こうした生理活性が子どもや高齢者、妊婦は負担になるため、避けるといいでしょう。

ノンカフェインティーの中でも特に、ルイボス茶やプーアール茶には赤いポリフェノールが含まれるため、抗酸化力が高く、神経を和らげる作用にすぐれています。こちらは生活習慣病が気になる人にもおすすめです。

自然ぐすりリスト

- ベルベンヌ
- メリッサ
- ホップ
- 柚子
- ベルガモット

〔自然ぐすりレポート❹〕

女性社員たちが熱望したエルボリステリア

マッシュビューティーラボ
代表取締役副社長　小木充さん

森田敦子先生と一緒に日本の「エルボリステリア」を立ち上げるきっかけになったのは、小社の女性社員たちです。別の仕事でパリに行った際、みんな本場のエルボリステリア（ハーブ薬局）に行きたがる。自然の植物のくすりをごっそり買って帰ってくるんです。そしてコスメキッチンの中で新規事業を立ち上げようとアイディアを募ったとき、「エルボリステリアをやりたい」と真摯に訴えるバイヤーがいました。それほど熱望しているものならやってみようと、森田先生を監修に迎え、日本初のエルボリステリア作りが始まりました。日本ではまだあまりなじみのないハーブやチンキも取り扱い、フランスと同じクオリティーのものを取り揃えるというのがポリシーです。ラインナップもだんだんと増え、女性の不調に対応できるものから、高齢の方におすすめしたいものまで広がってきています。

現在、エルボリステリアの顧客は30～50代の女性が中心です。これからの目標としては老若男女が気軽に利用できる店にしていきたい。女性だけでなく男性だって、体調が悪いときに免疫力を上げるエキナセアを買いに来てもいいじゃないですか。そんな誰でも立ち寄れる、ウェルネスライフのための身近な薬局のような存在にしていきたいと思っています。

コスメキッチン　エルボリステリア

ヨーロッパの人々の暮らしに古くから根ざしているハーブ薬局「エルボリステリア」。からだの不調を感じたとき、相談に行くと植物の知識が豊富な薬剤師が親切丁寧にその人に合ったハーブやケアを提案してくれる。そんなエルボリステリアの日本版が、2015年よりコスメキッチン内に登場。本格的なハーブティーやハーブチンキなどを取り扱い、オーガニックライフをサポートしてくれる。コスメキッチン47店舗で展開中。問い合わせ：TEL03-5774-5565

第四章

気になる美容に

肌の乾燥やたるみが気になる、むくみや肥満も解消したい、白髪や薄毛も予防したい……など、美容面の悩みは尽きないもの。実は、それも植物の得意とするところです。美容に効く自然ぐすりでケアしましょう。

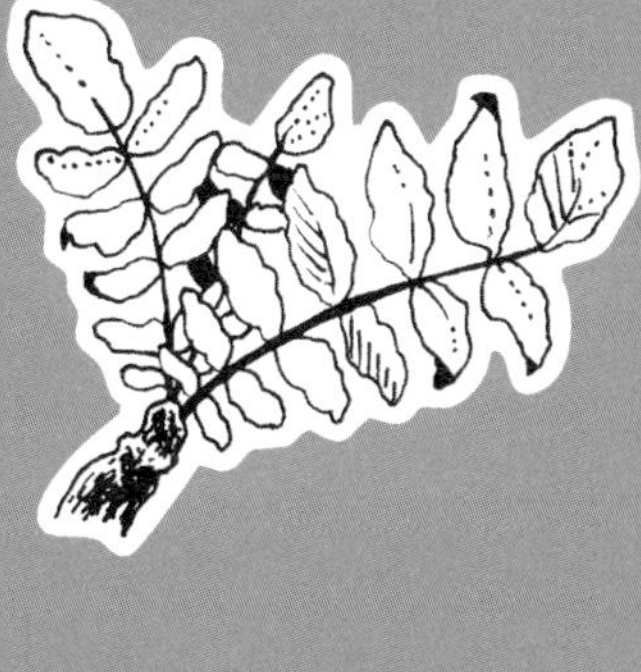

スーパー美容オイル

多くの化粧品に配合されていることからもわかるように、精油は美肌の味方。オリジナルのスーパー美容液も作れます。

ローズ［精油］

華やかな香りで愛される"精油の女王"

化粧品の原料として有名なローズの精油。その香りには**女性ホルモンのバランスをととのえる働き**が。幸せホルモンと言われるセロトニンやオキシトシン、βエンドルフィンといったホルモンの分泌も促すような香りは、幸せな気分をもたらしてくれます。

また、シトロネロールやゲラニオールといった成分も含むため、**肌を引き締めたり潤したりといった働き**もすぐれているのがローズの精油の素晴らしいところ。アンチエイジングのサポーターになってくれるので、ローズの精油を加えたオイルをスキンケアに取り入れましょう。20代、30代であればローズの精油を抽出するときにとれるローズウォーターでも充分です。

このとき注意するのは、水蒸気蒸留法によって得られた、ローズオットーという精油を選ぶこと。溶剤を使って抽出したローズアブソリュートは、溶剤が少し残ってしまうのを避けられません。どうしても高価にはなりますが、肌につけるのであればローズオットーがおすすめです。

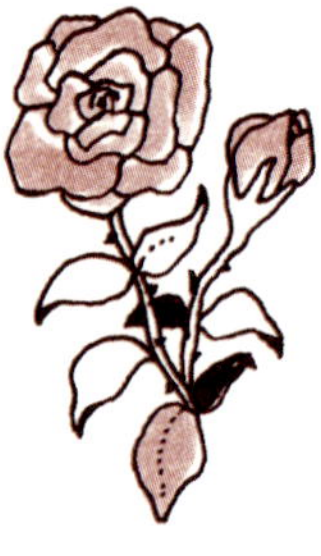

マンダリン〔精油〕
やわらか美肌を育む穏やか精油

爽やかな柑橘系の香りで、気持ちを鎮めてくれる効果のあるマンダリン。**不安や自信喪失を癒す精油**として知られていますが、**肌をやわらかくととのえてくれる美肌作用**があり、よく妊娠線予防のクリームにも配合されています。年齢を重ねるとどうしても角質がぶ厚く、肌が硬くなりますが、これがやわらかくととのうとシワにもなりにくいもの。フェイスケアなら手のひらに3～5㎖のベースオイルをとり、精油を1滴加えたものでマッサージを。似たような働きをするフランキンセンスの精油でも代用できます。

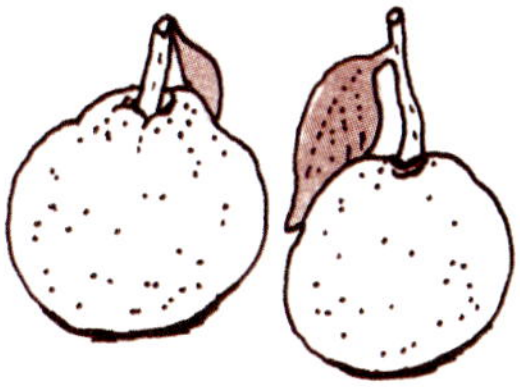

ゼラニウム、ベルガモット〔精油〕
香りも作用もやさしい精油で美肌に

ゼラニウムは、フランス製の化粧品には必ずといっていいほど配合されている精油です。ローズにも似た華やかな香りがあり、**皮脂のバランスを保ったり、肌をやわらかくする効果が高い**ことで有名。特に乾燥に悩む肌であれば、ぜひ味方につけたい精油の1つです。

ベルガモットも、鎮静作用のある酢酸リナリルを豊富に含み、**毛穴を引き締めたりニキビなどの炎症を抑える働き**があります。自分の肌や香りの好みに合わせて使い分けましょう。

自然ぐすりリスト

- ローズオットー
- マンダリン
- フランキンセンス
- ゼラニウム
- ベルガモット

むくみ

塩分や水分のとりすぎと思われがちなむくみですが、女性に多い原因は体力不足も。排出する力を養いましょう。

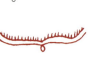

ダンディーライオン［ハーブ］

体力のなさが原因のむくみを解消！

妊娠中でもOKなカフェインフリーの飲み物として知られるのが、ダンディーライオン（西洋タンポポ）を煎じたタンポポコーヒー。**血糖を抑えるイヌリンや、むくみの原因となる体内の水分を排出するカリウムが豊富**なので、むくみを感じたら早めにハーブティーやチンキでとりましょう。女性がむくみがちなのは、体力不足で体液を巡らせられないのも一因。体力や巡りに働きかけるハーブの力で、その日のむくみはその日のうちに取るように心がけて。

クコの葉［ハーブ］

むくみや冷えを追い出す〝延命茶〟

クコの実は漢方でも有名ですが、葉の部分にも豊富な栄養があり、中国では古くから親しまれています。含まれている**ルチンは毛細血管を丈夫にし、ベタインは低下した肝機能をサポートしてくれる味方**。ビタミンBやC、カリウムも豊富なので、むくみを排出し冷えを改善する効果が。ハーブティーで1日に1～2杯飲むのがおすすめです。

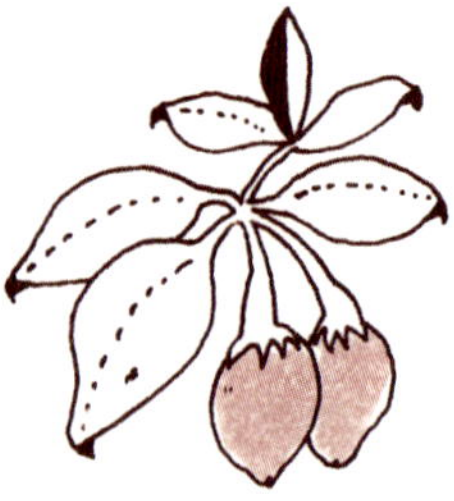

ネトル［ハーブ］

デトックス効果抜群のハーブ

ほんのり青臭さのあるネトルのハーブティーは、排出作用があります。からだの疲労を取るアセチルコリンや造血作用のあるクロロフィル、それに鉄分やシリカ、カリウムといったミネラル、アレルギーを抑制するヒスタミンなども豊富で、**むくみを解消したり、アレルギーを落ち着かせてくれる〝浄化のハーブティー〟として有名**です。貧血や花粉症を防いだり、むくみやうっ血を取り除いてくれます。むくみが気になる妊婦さんや虚弱体質の方にもおすすめ。生のものではなく、必ずドライのハーブを使いましょう。

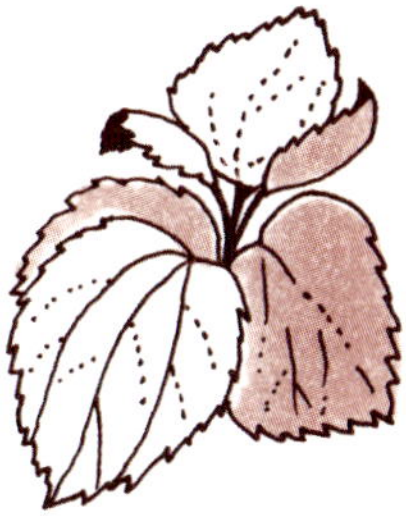

ジュニパー、サイプレス、ローズマリー［精油］

オイルマッサージでリンパ流し

打ち身（P84）や床ずれ（P110）でも登場したサイプレスやジュニパー、ローズマリーなどの精油には体液を流す働きがあるので、むくみケアにもぴったり。**血行もよくし疲労物質もさっと流してくれます**。

足のマッサージなら10mlの植物オイルにこれらの精油を全部で4〜5滴ブレンドして、下から上へと流すようにつけると効果的。最後はそけい部のリンパ節に流し込めば、老廃物として体外に排出されます。

自然ぐすりリスト

- ダンディーライオン
- ジュニパー
- クコの葉
- サイプレス
- ネトル
- ローズマリー

ダイエット

血糖値の急上昇を防ぐことが、ダイエットの要。
基礎代謝が落ちたからだを植物の力でサポートして。

きくいも

代謝力が高まる〝天然のインシュリン〟

P45や98でも紹介したきくいも。イヌリンという成分が豊富なのですが、これには**血糖値の上昇を抑える素晴らしい働き**があります。血糖値の上昇がセーブされると糖分が脂肪細胞に運ばれにくくなるので、ダイエットにはもってこいの食材。生のままでシャキシャキとしたサラダにもなりますし、お味噌汁や炒めものの具材としても使えます。ダイエットだけでなく、糖尿病の方にもいい食材です。また、P99の田七人参もおすすめです。

マルベリーリーフ［ハーブ］

糖の吸収を抑えるダイエット茶

マルベリーリーフ（桑の葉）のお茶に含まれるデオキシノジリマイシンという成分には、**糖質の吸収を抑える働き**が。きくいもと同様にイヌリンも含んでいるので、ダイエット中のお茶にぴったりです。ラットの実験レベルでは、内臓脂肪が減ったという報告もあるほど。また、カルシウムや鉄分、カロチンなど栄養が豊富なのもマルベリーの素晴らしいところ。きちんと栄養をとり、筋肉はキープしたまま代謝力を上げるという大人のダイエットの味方です。

柿の葉［ハーブ］

コレステロール値も調整

「柿の葉寿司」というお寿司にも使われるほど、防腐作用が高い柿の葉。そのお茶にはビタミンCが豊富で、子どもからお年寄り、妊婦まで飲める健康茶として知られています。ダイエットにも有効で、このお茶に含まれるカキタンニンには、**悪玉コレステロールを減らしてくれる働き**が。**血圧を安定させたり血管の病気を防ぐ作用**もあるので、ダイエットから生活習慣病の予防まで、幅広く役立ってくれます。

柿の木が手近にある場合は、葉っぱを数日陰干しして手作りするのもいいでしょう。

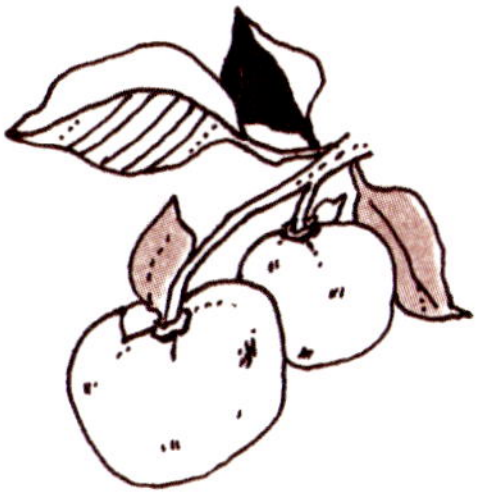

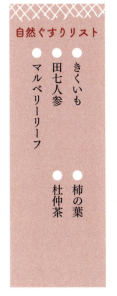

杜仲茶《とちゅう》

トクホも取得した〝痩せるお茶〟

基礎代謝が落ちてしまう大人のダイエットでは、コレステロールを抑えたり脂質の吸収をブロックすることが大切です。杜仲茶は、**脂肪燃焼を促す胆汁酸の分泌を促すので、基礎代謝がアップする**と有名になったお茶。あまったエネルギーを脂肪に変えることなく、コレステロール値を落としてくれる作用があります。メタボが気になる方、ダイエットしたい方におすすめのノンカフェインティーです。

自然ぐすりリスト

- きくいも
- 田七人参
- マルベリーリーフ
- 柿の葉
- 杜仲茶

日焼け

日焼け後の肌の鎮静にも、美白にも植物は効果的。
内から外から取り入れ、ダメージを減らしましょう。

ハトムギ

食べても塗っても効く〝美白の漢方〟

ハトムギは美白化粧品に配合されていることも多く、その殻を取り除いたものは「ヨクイニン」という漢方としても使われてきました。市販されているハトムギの粉を水で溶いてパックにする使い方も有名ですが、日焼けによる肌ダメージをケアするなら、そんなハトムギを食材として食べるのがベスト。

ハトムギはカルシウム、鉄分、ビタミン類を豊富に含み、さらにタンパク質とアミノ酸の含有率は穀物の中でNo.1と言われています。こうした成分が、**食べることで肌の再生力を高めてくれます**。

昔からイボをとる薬としても有名ですが、**シミを予防する働き**も高い食材です。

粉をヨーグルトなどに混ぜてとるのも手軽ですし、粒を乾煎りすればポリポリと食べられるおいしいおつまみになります。サラダに入れてとるのもおすすめです。毎日少しずつとり続けることで、美肌力・美白力を高めてくれます。

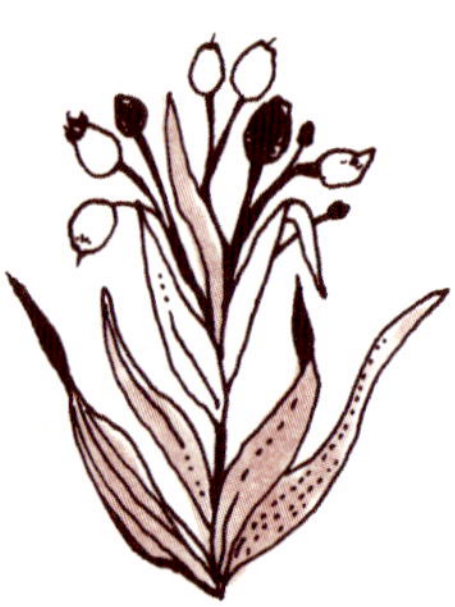

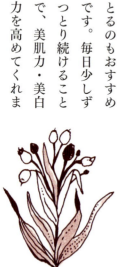

カレンデュラ［オイル］

消炎力が抜群な〝太陽のハーブ〟

春になると咲く鮮やかなオレンジ色の花で、お祭りのときに聖母マリアに捧げる花＝マリーゴールドがカレンデュラ。

ビタミンAやフラボノイドがたっぷり含まれ、**炎症を鎮めたり肌を再生させる効果が高い**ことで知られています。

日焼けは文字通り肌の炎症ですから、カレンデュラを浸出したオイルを塗り、早めに鎮めてあげることが肝心です。

ダメージを受けた肌や粘膜を修復する作用や保湿効果も高いので、カレンデュラオイルそのものを塗ってもいいですし、カレンデュラ入りのクリームなどを使うのも手軽です。

アロエ［ハーブ］、ラベンダー［精油］

鎮静に役立つ2大ハーブ

日焼けはいわば、軽いやけどのようなもの。一刻も早く炎症を鎮めるのが大切なので、アロエベラの透明なゼリー部分を貼りましょう。クーリング効果がありますし、肌の再生も促してくれるので一石二鳥です。

また、やけど（P80）のページで登場したラベンダーの精油は、日焼けのケアにもぴったり。抗炎症作用にすぐれているので、ベースオイルに混ぜて日焼け部分全体に塗るといいでしょう。

自然ぐすりリスト

- ハトムギ
- カレンデュラ
- アロエ
- ラベンダー

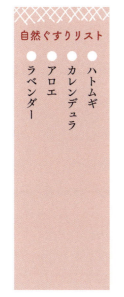

体臭

菌が繁殖することで発生してしまう、嫌な体臭。
抗菌作用のあるハーブを利用して、上手に抑えて。

柿の葉［ハーブ］

消臭剤のモトにもなるスーパータンニン

柿の葉に含まれるカキタンニンの消臭効果は素晴らしく、この成分を配合した消臭剤も市販されているほど。**葉を煎じたものをお茶としていただくだけでも、体臭や口臭の予防になります**。抗アレルギー作用のあるアストラガリンという成分も含んでいるので、柿の葉を煮出した液を使って体を拭いたり、お風呂に入れるのもおすすめ。市販の消臭拭き取りシートに含まれているエタノールでアレルギーを起こしてしまう人は、柿の葉茶を試してみてください。

柚子

手作りの柚子果皮ジャムで臭いブロック

柚子の果肉ではなく、**皮の部分にはリモネンという抗菌作用をもつ成分がたっぷり**。これを甘味を加えたひたひたの水で15分ほど煮て、手作りのピールジャムにしてそのままいただきましょう。柚子の皮を噛み砕き、臭い分子をじっくり味わいながら食べると、口臭や体臭の予防になります。また、シトラールやピネンといった、**代謝を促す成分もとることができます**。

農薬が気になるという場合は、まるごとの柚子を1時間ほど重曹水につけておきましょう。

ユーカリラジアタ、ペパーミント

［精油］口臭から体臭まで、幅広く予防

体臭が気になるときに、消臭効果の高い精油も頼もしい味方になってくれます。メントールやメントン、シネオールといった成分が**菌の繁殖を抑え、爽やかな気分に**。5mlのエタノールに精油を各5滴ほど加え、よく混ぜて精製水25mlを加えスプレーを作りましょう。服や靴の消臭スプレーになります。クローゼットの中やごみの消臭にも使えます。また、コップ1杯の水に精油を各1滴垂らしたものは、口臭予防のうがい水に最適。精油の力で体臭のモトとなる成分を断ち、気持ちよく過ごしましょう。

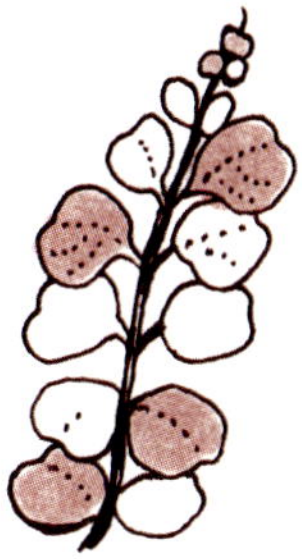

MINI COLUMN

フェンネルの実を食べて口臭予防

日本ではあまり有名ではありませんが、インドでは、食事の後に口臭予防のためにフェンネルの実を噛んで食べる習慣があります。また、中国では皇帝の前に出るときにフェンネルを噛んでいたという逸話もあるほど。フェンネルの実を口の中でよく噛むことによって、実から揮発されるスパイシーな香りで唾液の分泌が促されるので、口が渇いて生じる口臭の予防にもなります。フェンネル入りのマウスウォッシュや歯磨き粉を利用するのもいいでしょう。

自然ぐすりリスト

- 柿の葉
- 柚子
- ユーカリラジアタ
- ペパーミント
- フェンネル

乾燥肌

乾燥肌のケアは、ハーブや精油が得意とするものの1つ。精油を使ったりお茶でからだの中をととのえて、潤い美肌になりましょう。

フランキンセンス ［精油］

キリスト誕生時の〝聖なる捧げもの〟

その神秘的な香りゆえ、古来から宗教儀式でよく用いられてきたのがフランキンセンスの精油。キリスト誕生の際、東方の三賢者から贈られたものが、救生主からミルラ（没薬）、王様から黄金、神様からフランキンセンスだったと、聖書に書かれているほどです。

ピネンやテルピネンといった**鎮静作用や抗炎症作用にすぐれた成分を含んでいる**ため、乾燥やエイジングが気になる肌のスキンケアにもぴったり。肌の再生に一役買ってくれます。ベースオイルに精油を垂らし、毎日のスキンケアに取り入れましょう。

また、瞑想のときによく使われることからもわかるように、フランキンセンスのミステリアスな香りには**こころを落ち着かせ、緊張をゆるめたり、うつ状態から解き放ってくれる働き**があります。ゆったりと香りを吸い込み、心身でその効用を満喫するのがおすすめです。

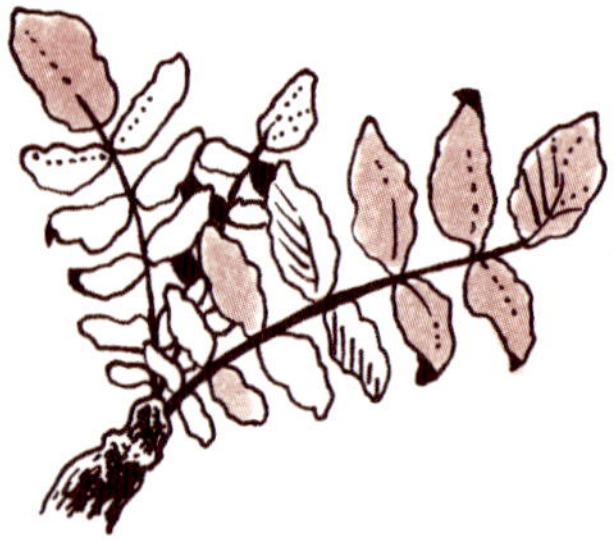

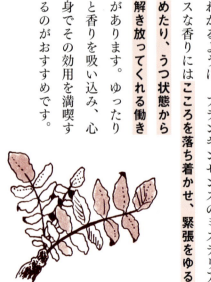

黒豆茶

コラーゲンを結びつけ、潤いハリ肌に

ポリフェノールの一種であるアントシアニンが豊富な黒豆茶。**血液をサラサラにし、しかも肌のハリ成分であるコラーゲン同士を結びつけてくれる**ので、乾燥やエイジングが気になる人にはおすすめです。

アントシアニンは水に溶けて出るのでお茶で飲んでも十分効果的ですが、せっかくなら豆もいただいてしまうほうがお得。豆に含まれるイソフラボンがシミやシワの予防になりますし、同時に食物繊維もとれます。**イソフラボンにはカルシウムの流出を防ぐ働きもあるので、骨粗しょう症予防にもなります**。がんなど病気の予防にも、美肌のためにもなるばつぐんの効能茶です。

米ぬか

食べても塗っても効果てきめんな美肌粉

日本では昔から洗顔に使われてきた米ぬか。ビタミン類のほか、カルシウムや鉄分といったミネラルも豊富なので**抗酸化作用が高く、血行を促してくれる働きもあります**。米ぬかを水やぬるま湯でゆるめ、洗顔後の肌にのせれば簡易パックに。数分放置してから洗い流せば、肌が驚くほどツルツルになります。また、米ぬかは煮干しやゴマなどを入れて乾炒りすれば、香ばしくて栄養満点なふりかけに。塗って、食べて内から外から乾燥をケアしてください。

自然ぐすりリスト

- フランキンセンス
- 黒豆茶
- 米ぬか

ニキビ・吹き出もの

生理周期や寝不足などで、ぽつんと出現するニキビ。外側からは殺菌を、内側からは排出作用を高めて対策を。

ティートリー［精油］

直接塗れるスーパー精油

シネオールやα-ピネンといった成分に**素晴らしい抗菌作用があり、ニキビ部分のアクネ菌を抑えてくれる**のがティートリーの精油。肌に直接つけられる精油なので、綿棒などにとってちょんちょんとニキビ部分を殺菌しましょう。同様の殺菌作用はレモンにもありますが、太陽光に当たると肌に悪さをする（光毒性と言います）性質があるので、日中のケアには不向き。ティートリーならそういった心配もなく、殺菌しつつ炎症などの赤みもスーッと鎮めてくれます。

梅

殺菌作用も抗菌作用も強力なエキスに

私たちにとってはおなじみの食材である梅ですが、**強力な殺菌作用や抗菌作用がある**のでニキビや吹き出もののケアにもおすすめ。エキスを飲んだりニキビ部分に塗ることで、炎症を鎮めて治りを早めましょう。エキスは生の梅をすりおろし、その汁を弱火でトロトロと数時間煮込めばでき上がりです。胃腸の調子が悪いとき、疲れが溜まっているときにもスプーン1杯程度をとると効果的です。市販されているエキスを使うのもいいでしょう。

ゴツコラ［ハーブ］

毛細血管を浄化する〝長寿のハーブ〟

滋養強壮作用や抗炎症作用にすぐれており、アーユルヴェーダでは〝長寿のハーブ〟として有名なゴツコラ（ツボクサ）。WHO（世界保健機関）が「21世紀に残すべき重要な薬草」リストにも入れたほど。ゴツコラには、**代謝を促す成分が含まれている**ため、よく化粧品の原料としても使われています。ニキビや吹き出ものが出たときにハーブティーやサプリメントをとると、スーッと鎮静していきます。コラーゲンやエラスチンの生成に働きかけたり爪や髪の発育にもいいハーブなので、アンチエイジングケアとしてもおすすめです。

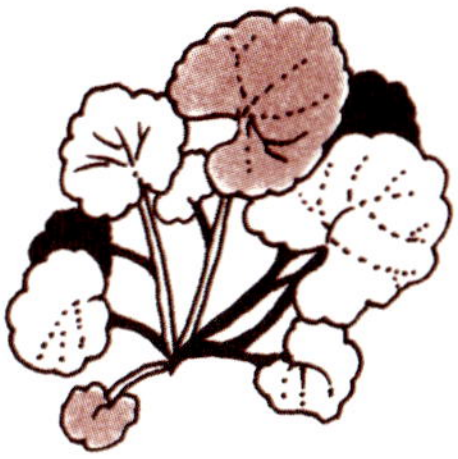

ドクダミ［ハーブ］

余分なものを流す排出ティー

ニキビや吹き出ものが現れるときは、必ずといっていいほどからだに余分な水分や老廃物が溜まっているもの。それを排出してくれる、強い利尿作用を備えているのがドクダミのお茶です。デカノイルアセトアルデヒドやクエルシトリンといったドクダミに多く含まれる特殊な毒素排出成分があるため、**血流をよくし、不要なものを流す作用が抜群**。巡りをよくすることで、ニキビや吹き出ものの出にくい体質へと導いてくれます。

自然ぐすりリスト

- ティートリー
- 梅
- ゴツコラ
- ドクダミ

シミ

「シミは消えないもの」と思い込んでいる人も多いけれど、植物の力で目立たなくなるもの。塗る、飲むのケアを。

ローズヒップ ［ハーブ］

C・P・Eが豊富な〝ビタミンの爆弾〟

ローズヒップといえばビタミンCを思い出すという人も多いのではないでしょうか。けれど、ローズヒップの実にはビタミンPやEなども豊富に含まれ、よく「ビタミンの爆弾」と言われるほどの天然サプリなのです。

これらの**ビタミンの相乗効果でシミやそばかすを防ぐ働き**があるので、シミが気になる人ならぜひローズヒップティーでとりたいところ。また、シミやシワの原因となる活性酸素を消去するリコピンも含んでいます。

ローズヒップのお茶をいただくときに覚えておいてほしいのは、「実もまるごと食べる」ということ。実の部分に多くの栄養が含まれているので、そのまま食べたり、とっておいてジャムなどにするのがおすすめです。ローズヒップのハーブティーは酸っぱくて苦手という人であれば、ハチミツを入れて飲むのもいいでしょう。まるごとをいただくことで、最大の美肌効果を引き出しましょう。

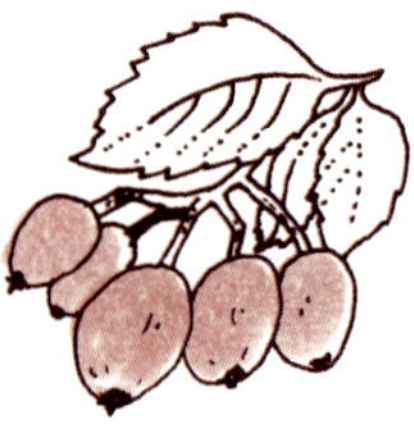

びわの葉〔ハーブ〕

敏感肌もOKな美白ハーブ

お茶として（P29）あるいは温灸《おんきゅう》として民間療法的に使われてきたびわの葉。ビタミン類やミネラル類、ポリフェノールなども豊富で、それを煎じたものは美肌・美白のためのローションとして古くから使われてきました。**抗菌や鎮痛作用のある成分が入っているので、敏感肌でも使える**のもいいところ。

10分ほど煎じたびわの葉茶を飲むのもいいですし、これを冷ましてからローションとして使うのもおすすめ。炎症を抑え潤いを与えてくれるので、シミが目立たない肌へと導いてくれます。また、収れん作用があるので、ハリが出てシワ予防にもいいでしょう。

ゼラニウム〔精油〕

肌の再生を促し、白肌キープ！

正常な肌のターンオーバーは28日とされますが、年齢を重ねるほどにこのペースは落ちていきます。また、紫外線などのダメージからの回復も遅くなるのですが、そんなときに**肌の再生を促してくれる**のがゼラニウムの精油です。**皮脂バランスも調整してくれるので、肌タイプを選ばず使える**のもいいところ。シミが気になる大人肌であれば、ローズオットーとブレンドして使うのもいいでしょう。ベースオイル5㎖に2滴ほど加えて美容液のように使います。

自然ぐすりリスト

- ローズヒップ
- びわの葉
- ゼラニウム
- ローズオットー

シワ

表皮が分厚くなり、次第に刻まれてしまう表情ジワ。フレッシュな細胞が生まれることが、一番の予防です。

ローズ［精油］

肌タイプを選ばない特別な精油

ローズの精油には、ゲラニオールという成分が多く含まれています。これは敏感肌も含めたあらゆる肌タイプにいい成分で、**肌のハリ感を高めたり、引き締めてくれる働き**が。また、**乾燥を防いで肌を若返らせる作用**もすぐれているので、シワが気になる肌におすすめ。毎日のスキンケアとして、ベースオイルに1〜2滴垂らすだけでOKと手軽なのもいいところです。肌につけるので、できれば溶剤が含まれないローズオットーを使いましょう。

ネロリ［精油］

肌に弾力を与える、化粧品の定番原料

乾燥肌からオイリー肌、敏感肌まで、あらゆる肌タイプのバランスをととのえてくれるネロリの精油。**特に肌の再生を促す作用にすぐれている**ので、角質が肥厚した年齢肌、ダメージを受けて弱っている肌のケアにおすすめです。リナロールやα-テルピネオールといったこころを落ち着かせる成分も入っているので、普段使っているローションや乳液に1〜2滴加えるのもいいでしょう。ゆったりリラックスでき、衰えた肌に次第にハリ感が生まれます。

フランキンセンス［精油］

温かみある香りの〝若返りの精油〟

ソマリアやエチオピアなどの荒野に自生している樹木から採取されるため、とても高価な精油であるフランキンセンス。けれどその美肌効果は抜群で、クレオパトラの時代からシワを防ぐ精油として使われてきたほどです。

肌細胞の成長を促したり潤いを保つ働きにすぐれており、シワやほうれい線、乾燥、たるみなどエイジングに伴う肌悩み全般におすすめ。ベースオイルに数滴加え、マッサージしながら塗ると効果的です。

鎮静作用のあるα－ピネンやリモネンが多く含まれているため**こころを落ち着かせてくれる作用もあります**。

ゴツコラ［ハーブ］

傷も治すパワーで、内から若返り！

WHO（世界保健機関）の「21世紀に残すべき重要な薬草」リストのトップ10にも入っているゴツコラ(ツボクサ)。中でもアシアチコシドという成分は**血行をよくし肌の調子をととのえます**。ハーブティーで飲む、チンキでとるといったケアで、内からの若返りを促すことができます。また、ゴツコラが配合された化粧品には、コラーゲンやヒアルロン酸の生成を助ける働きがあります。

自然ぐすりリスト

- ローズオットー
- ネロリ
- フランキンセンス
- ゴツコラ

髪の悩み〈白髪・抜け毛〉

ストレスやエイジングによって進む、白髪や抜け毛。植物のポリフェノールを活用して食い止めましょう。

スギナ［ハーブ］

黒髪を保ってくれるミネラルの宝庫

アルカロイドやシリカ、二酸化ケイ素などのミネラルを豊富に含むスギナ（ホーステール）。これらの成分が**髪や肌の再生を助けてくれる**ため、ドイツでは治療にも使われるほど。ハーブティーを1日に1～2杯飲むことで、白髪が出にくくなります。また、ホルモンバランスの変化も髪に大きく影響するので、ホルモンの材料となる良質なオイルもお忘れなく。えごま油、月見草オイル、麻の実油などをとることも白髪予防には効果的です。

黒ごま、玉ねぎの皮

アンチエイジング食材で緑の黒髪に

植物の色素は抗酸化成分であることが多いのですが、黒ごまもそんなアンチエイジング食材の1つ。ビタミンEやセサミン、ゴマリグナン、それにアントシアニンといった成分が豊富で、**白髪を改善する働き**があります。酸化しては意味がないので、食べる直前にするようにしましょう。また、玉ねぎの皮もケルセチンという、色素細胞の働きを助けるフラボノイドが豊富です。皮をパウダーにしたものが市販されているので、スープに入れるなどしてとりましょう。

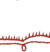

スイートオレンジ［精油］

うぶ毛を定着させ、抜け毛をブロック

生えてきたうぶ毛が太くなり、しっかり定着すれば抜け毛は減ります。そんなときに役立ってくれるのがスイートオレンジの精油。これに含まれるリモネンは**保湿力も高く、うぶ毛を定着させ酸化を防ぐ働き**があります。

手のひらに3～5㎖のベースオイルをとり、精油を数滴垂らして頭皮をマッサージするといいでしょう。スイートオレンジに限らず、柑橘類は皮にいい成分がたっぷり入っているので、レモンや柚子など、ほかの柑橘系精油でも代用可能です。

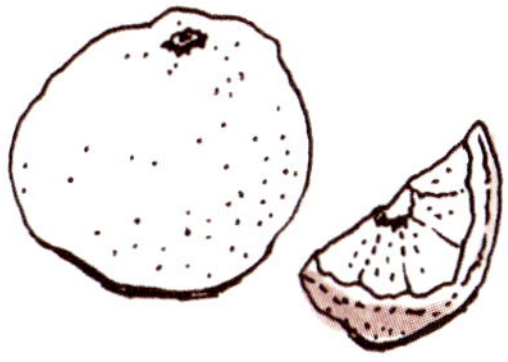

パルマローザ、イランイラン［精油］

オイリーになりがちな頭皮をクリーンに

よくオイリー肌用の化粧水にも配合されているパルマローザ。**皮脂バランスをととのえたり細胞を元気にする働き**があるので、頭皮のケアにもぴったり。髪質をよくしたい、フケを抑えたいといったお悩みがある場合はシャンプーに2～3滴混ぜて使ったり、頭皮ケア剤に混ぜてマッサージしましょう。イランイランの精油も**強壮効果や皮脂バランスを調整する効果**があるので、混ぜて使うのもおすすめ。生えてくる髪がしっかりと丈夫になっていきます。

自然ぐすりリスト

- スギナ
- えごま油
- 月見草
- 麻の実
- 黒ごま
- 玉ねぎの皮
- スイートオレンジ
- パルマローザ
- イランイラン

お部屋も自然ぐすりで快適に

キッチンなどを清潔に保つときにも精油が活躍します。カーテンやソファなどの抗菌・消臭にも役立てて。

抗菌効果が抜群で、香りもいい精油パワー

食べものを扱う場などでは、口に入っても安全な抗菌・消臭スプレーを使いたいもの。そんなときに便利なのが、抗菌作用が高いペパーミントの精油です。清涼感のあるメントールが雑菌を退治してくれ、しかも爽やかな香りが楽しめます。殺菌作用のほかに抗菌・抗ウイルス効果にもすぐれているので、うがい薬などにも使用できます。

消臭スプレーを作る場合には、無水エタノールと精製水を用意しましょう（P23参照）。

精油はペパーミントとレモンをブレンドするのがおすすめ。しぼり汁を生牡蠣にかければ雑菌の99・9%を殺すというほど殺菌効果の高いレモンですから、精油の抗菌作用もかなりものです。ペパーミント2：レモン1といったバランスがいいでしょう。

たとえば１００㎖のスプレーを作る場合、無水エタノール10㎖にペパーミントの精油を14滴、レモンの精油を7滴ほど入れて混ぜ、さらに精製水90㎖を加えればできあがりです。

キッチンやお部屋はもちろん、ゴミ箱の消臭などにもおすすめです。

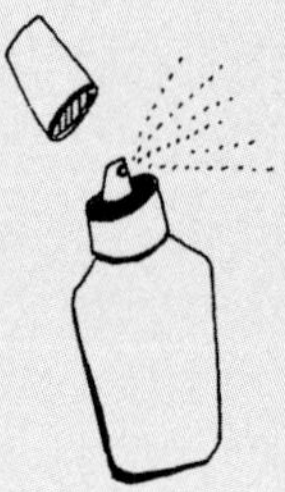

逆引き植物リスト

本書で紹介した“自然ぐすり”の植物について、主な成分と効果効能をまとめました。それぞれの植物にはたくさんの成分が含まれており、本書では紹介しきれなかった効能もあります。表の右端に、その植物が紹介されているページを記載しましたので、合わせて参考にしてください。

【用語について】

●アダプトゲン作用

本文の中でもたびたび登場する「アダプトゲンハーブ」とは、疲労によるストレスへの抵抗力を、精神的にも肉体的にも高めてくれる植物のこと。しかも一方向にだけ働くのではなく、たとえば高血圧の場合は血圧を下げ、低血圧の場合は血圧を上げるなど、双方向に働いてバランスをとる調整作用があります。リストの効果効能の中では、「アダプトゲン作用」と記載しています。

●エストロゲン様作用、プロゲステロン様作用

エストロゲン（卵胞ホルモン）とは、排卵と受精を促すためのホルモンで、女性らしいからだつきを作ったり、妊娠のための準備をする役割があります。プロゲステロン（黄体ホルモン）とは、排卵直後から受精に備えて、妊娠しやすい状態を作るホルモンで、妊娠の継続をサポートします。この2つを総称して女性ホルモンと呼んでいます。植物の成分の中には、こうしたホルモンと似た働きをもつものがあり、それを「エストロゲン様作用」、「プロゲステロン様作用」と記載しています。

ア

くすり名／科名	主成分	主な効果効能	ページ
アイブライト ゴマノハグサ科	タンニン、サポニン	抗炎症、収れん	P60-61 P76-77
麻の実 アサ科	アミノ酸、α-リノレン酸、 リノール酸	動脈硬化予防、 抗アレルギー	P62-63 P168-169
アシタバ セリ科	アミノ酸、カロチン、ビタミン	抗菌、血圧降下	P100-101 P114-115
アシュワガンダ ナス科	苦味アルカロイド	鎮静・強壮作用	P66-67 P72-73
アスパラガス ユリ科	ビタミン、アスパラギン酸	疲労回復、スタミナ増強	P74-75
アニス セリ科	アネトール、フラボノイド	鎮痙、エストロゲン様作用	P134-135
甘酒	ビタミンB_1、葉酸、 アミノ酸	疲労回復	P68-69
アルニカ キク科	ヘレナリン、チモール	抗炎症	P86-87
アロエ ツルボラン亜科	アロイン、アロエマンナン	鎮静鎮痛、 酵素活性抑制、 消化吸収	P80-81 P156-157
アンジェリカ セリ科	アンゲリカラクトン、 ビタミン類	内分泌系の調整、 強壮、鎮痙	P122-123
イランイラン バンレイシ科	ゲルマクレンD-15% ファネッセン9%	抗酸化、催淫、 ホルモンバランス調整	P100-101 P120-121 P168-169
ヴァンルージュ ブドウ科	ポリフェノール、 フラボノイド	血行促進、血管保護	P54-55
ウィンターグリーン ツツジ科	サリチル酸メチル	鎮痛作用、鎮痙作用	P50-51 P84-85 P86-87 P88-89
ウコン ショウガ科	クルクミン、デンプン	強肝、利尿	P70-71

くすり名／科名	主成分	主な効果効能	ページ
梅 バラ科	クエン酸、ピクリン酸 精油：ポリアセチレン	消化吸収促進、 疲労回復、抗菌、防腐	P34-35 P52-53 P58-59 P70-71 P72-73 P162-163
エキナセア キク科	アラビノガラクタン、 エキナコシド	免疫賦活、創傷治癒、 抗菌、抗ウイルス、消炎	P30-31 P66-67 P72-73 P142-143
えごま油 シソ科	γ-リノレン酸	老化防止、認知症予防、 細胞再生、ダイエット	P96-97 P134-135 P168-169
エゾウコギ ウコギ科	リグナン、サポニン	免疫賦活作用、 アダプトゲン作用	P74-75 P96-97 P142-143
エルダーフラワー スイカズラ科	精油：フラボノイド ペクチン、粘液・糖質	発汗、利尿、 抗アレルギー	P30-31 P60-61 P126-127
オクラ アオイ科	ガラクタン、ペクチン、 β-カロテン	整腸作用、免疫賦活、 粘膜や皮膚の健康維持	P40-41
オレガノ シソ科	カルバクロール、 p-サイメン	鎮痛作用	P36-37
カ **柿の葉** カキノキ科	タンニン、ビタミンC	高血圧予防、 動脈硬化予防、美白	P60-61 P100-101 P154-155 P158-159
かぶ アブラナ科	アミラーゼ、 イソチオシアネート	殺菌、食欲増進、 消化促進	P44-45
かぼちゃ ウリ科	カロテン、カリウム	髪・皮膚の再生、 抗酸化、便秘予防	P134-135
かぼちゃの種 ウリ科	カルシウム、ミネラル、 オメガ3	老化防止、頻尿改善、 疲労回復	P94-95

くすり名／科名	主成分	主な効果効能	ページ
カリン バラ科	ビタミンC、タンニン、 クエン酸	疲労回復、美白、 むくみ改善、感染症予防	P36-37
カレンデュラ キク科	フラボノイド、カロチノイド	消炎作用、 瘢痕形成作用	P82-83 P156-157
きくいも キク科	イヌリン、ペクチン	血糖上昇の調整、 便秘改善、排出作用	P44-45 P98-99 P154-155
菊花 キク科	カルボキシリック酸、 ラムノグルコシド	眼精疲労の改善	P76-77
キャッツクロー アカネ科	オキシインドール アルカロイド類	抗炎症、免疫調整作用	P66-67
キャベツ アブラナ科	ビタミンU、ビタミンC	胃粘膜の修復	P40-41 P42-43
ギンコビロバ イチョウ科	フラボングリコシド、 ギンコライド	血管拡張、抗酸化	P94-95 P108-109
グァバ フトモモ科	ポリフェノール	血糖値の改善作用	P98-99
クコの葉 なす科	カリウム、ルチン、ビタミン類	動脈硬化予防、 肝機能の強化	P106-107 P152-153
くず マメ科	ダイゼイン、イズイン	血行促進、 コレステロール低下	P28-29
クマザサ イネ科	葉緑素、クマササ多糖体	造血、免疫賦活、消臭	P106-107
クラリセージ シソ科	酢酸リナリル、リナロール	免疫調整、 エストロゲン様作用、 通経、制汗、 神経バランス調整	P100-101 P102-103
グリフォニア マメ科	5-ヒドロキシトリプトファン	鎮痛、ストレス緩和	P48-49
黒ごま ゴマ科	オレイン酸、ゴマリグナン	抗酸化作用、 肝臓機能強化、 腎機能強化	P74-75 P102-103 P108-109 P168-169

くすり名／科名	主成分	主な効果効能	ページ
クローブ フトモモ科	オイゲノール	抗菌・抗ウイルス作用	P78-79
黒豆茶 マメ科	アントシアニン、サポニン	活性酸素除去、美肌、 アンチエイジング	P96-97 P160-161
クワン草 キスゲ亜科	アスパラギン酸、リジン	入眠をよくする、 睡眠の質改善	P106-107
ゲンノショウコ フウロソウ科	タンニン、ミネラル類	利尿・消炎作用	P56-57 P58-59
玄米 イネ科	ビタミン、ミネラル、 食物繊維	整腸作用、免疫力アップ	P56-57
高麗人参 ウコギ科	サポニン、ステロール	アダプトゲン作用、強壮、 エストロゲン様作用	P74-75 P120-121 P124-125
コーン茶 イネ科	鉄分、カリウム	利尿作用、整腸作用	P100-101
ゴツコラ セリ科	アシアチコシド、 オキシアチコシド	抗炎症、強壮、血行促進	P162-163 P166-167
コパイバ マメ科	β-カリオフィレン、 α-フュムレン	抗炎症、抗菌作用	P88-89 P110-111
ごぼう キク科	葉：アルクチオール・フルキノン 根：イヌリン・タンニン・ ポリフェノール酸	浄血・解毒・抗菌作用	P36-37 P42-43 P60-61 P106-107
米ぬか イネ科	フィチン酸、フェルラ酸、 食物繊維	抗がん、メラニン生成抑制、 生活習慣病予防	P160-161
ゴーヤー ウリ科	モモルデシン、β-カロテン	糖尿病予防、高血圧予防	P68-69
昆布 コンブ科	食物繊維、カリウム、ヨウ素	むくみ改善、血糖値抑制、 糖尿病予防	P132-133
サ **サイプレス** ヒノキ科	α-ピネン、σ-3-カレン	リンパうっ滞除去、 静脈瘤うっ滞除去、 血流改善	P50-51 P84-85 P110-111 P152-153

くすり名／科名	主成分	主な効果効能	ページ
さつまいも ヒルガオ科	ビタミン類、ミネラル類	整腸作用、免疫力アップ	P56-57 P134-135
さといも サトイモ科	ガラクタン、でんぷん、 カリウム	肝臓・腎臓補強	P84-85 P88-89
サンダルウッド ビャクダン科	α-サンタロール、 (z)-β-サンタロール	催淫、鎮静、 リンパうっ滞除去	P120-121
紫根 ムラサキ科	シコニン、デオキシシコニン	抗菌作用、 皮膚活性作用	P64-65
シトロネラ イネ科	ゲラニオール、カンフェン	刺激作用	P91
シナモン クスノキ科	タンニン、クマリン、 オリゴメリックプロシニアジン	消化機能促進、 血糖調節、血行促進	P46-47 P54-55
ジャーマンカモミール キク科	ビサボロールオキサイドA、 カマズレン、アズレン、 ポリフェノール	ハーブ：鎮静、抗炎症 精油：鎮痛、抗アレルギー	P38-39 P62-63 P66-67 P82-83
ジャスミン モクセイ科	フラボノイド、タンニン	催淫、ホルモン調整作用	P138-139
ジュニパー ヒノキ科	α-ピネン、ミルセン	浄血、解毒、利尿作用	P50-51 P70-71 P152-153
生姜 ショウガ科	ショウガオール、 ジンゲロール	発汗、健胃、鎮吐作用	P34-35 P46-47 P52-53 P58-59 P118-119 P126-127
ジンジャー ショウガ科	α-クルクミン、 6-ジンゲロール	健胃、鎮痛、血行促進	P52-53 P118-119 P126-127
スイートオレンジ ミカン科	d-リモネン、n-オクタナール	鎮静作用、加温	P46-47 P168-169

くすり名／科名	主成分	主な効果効能	ページ
スギナ トクサ科	アルカロイド、シリカ、 タンニン、フラボノイド、 ミネラル（ケイ酸、カリウム、 アルミニウム、マグネシウム塩など）、	利尿、収れん作用	P38-39 P168-169
セイタカアワダチソウ キク科	ポリフェノール	のど・歯の痛みの緩和、 抗酸化	P64-65
セージ シソ科	エストロゲン類似物質、 サルピン酸、カルノシン酸、 フラボノイド、タンニン、 フェノール酸	エストロゲン様作用、 収れん作用	P102-103
ゼラニウム フウロソウ科	シトロネロール、 ゲラニオール	皮膚再生、 内分泌調整、抗炎症	P104-105 P150-151 P164-165
セントジョーンズワート テリハボク科	ヒペリシン、フラボノイド	抗うつ、抗ウイルス	P124-125 P144-145
タ **大根** アブラナ科	ビタミンC、ジアスターゼ	消化促進、むくみ、 健胃作用	P34-35 P36-37 P44-45
大豆 マメ科	アミノ酸、フラボノイド	体脂肪燃焼、 動脈硬化予防	P102-103
タイム シソ科	チモール、p-サイメン	抗真菌、抗ウイルス、 殺菌	P30-31 P32-33 P60-61 P92-93
玉ねぎ ヒガンバナ科	糖質、リン、ビタミンB類、 硫化アリル	疲労回復、イライラ防止、 健胃作用	P72-73 P132-133
玉ねぎの皮 ヒガンバナ科	ケルセチン	活性酸素除去、 脂肪吸収抑制	P168-169
ダンディーライオン キク科	根：イヌリン、ルティン	強肝、利尿、催乳作用	P56-57 P58-59 P126-127 P152-153

くすり名／科名	主成分	主な効果効能	ページ
チェストベリー クマツヅラ科	アルカロイド、 イリドイドグリコシド	ホルモン分泌調整、 プロゲステロン様作用	P104-105 P114-115 P122-123
月見草 アカバナ科	リノール酸、γ - リノレン酸	アレルギー性皮膚炎・ PMS・月経痛の緩和	P62-63 P116 P168-169
ツワブキ キク科	ピロリジジンアルカロイド	解毒作用	P80-81 P90
ティートリー フトモモ科	テルピネン-4-オール、 γ - テルピネン	抗ウイルス・抗菌・ 抗真菌作用	P32-33 P36-37 P78-79 P90 P92-93 P162-163
田七人参 ウコギ科	サポニン、ギャバ	血行促進、抗酸化	P98-99 P154-155
冬瓜 ウリ科	ポリフェノール、ビタミンC、 カリウム	内側からからだを温める	P28-29
ドクダミ ドクダミ科	クエルチトリン、クロロフィル	高血圧予防、血液浄化	P56-57 P84-85 P162-163
杜仲茶 トチュウ科	リグナン化合物、鉄分、亜鉛	鎮静、排出作用	P154-155
ナ **ナズナ** アブラナ科	コリン、アセチルコリン、 ルチン、パニリン酸、 フラボノイド、カンファー	止血、利尿、解熱	P114-115
ニーム センダン科	アザジラクチン	浄化・防虫作用	P91
にんにく ユリ科	アリシン	抗酸化、新陳代謝促進、 疲労回復	P72-73 P132-133 P142-143

くすり名／科名	主成分	主な効果効能	ページ
ネトル イラクサ科	ヒスタミン、アセチルコリン、 クロロフィル	利尿、浄血、解毒	P30-31 P60-61 P152-153
ネロリ ミカン科	リナロール、リモネン	中枢神経鎮静と覚醒、 神経強壮、抗うつ、 催眠作用、皮膚強壮、 催淫	P120-121 P144-145 P166-167
ハ ハイビスカス アオイ科	植物酸、アントシアニン、 粘液質、ペクチン、 ミネラル（カリウム・鉄）	代謝促進、消化機能促進、 緩下、利尿、疲労回復	P68-69
パクチー セリ科	ピネン、デカノール、 ビタミンC	抗炎症、鎮静、排出作用	P68-69
パチュリ シソ科	パチュリーアルコール	抗菌、催淫作用	P120-121
パッションフラワー トケイソウ科	フラボノイド、 フラボノイド配糖体、 アルカロイド	鎮静、鎮痙、鎮痛作用	P76-77 P140-141
八丁味噌	褐色色素、酵素、 ビタミン類	過酸化脂質の生成防止、 老化防止	P42-43 P58-59
ハトムギ イネ科	コイクセノライド	イボ、おでき改善	P156-157
パルマローザ イネ科	ゲラニオール、酢酸ゲラニル	細胞成長促進、抗真菌	P92-93 P168-169
バレリアン オミナエシ科	バレポトリエイト	鎮静、鎮痙	P140-141
びわの葉 バラ科	アミグダリン、ペクチン	強壮、疲労回復	P32-33 P164-165
フィーバーフュー キク科	セスキテルペンラクトン、 タンニン、苦味樹脂、ピレトリン	消炎、弛緩	P118-119
フェンネル セリ科	t-アネトール、リモネン	エストロゲン様作用、 催乳、解毒	P134-135 P158-159

くすり名／科名	主成分	主な効果効能	ページ
ブラックコホシュ キンポウゲ科	トリテルペン配糖体、 イソフラボン	ホルモン分泌調整、 エストロゲン様作用	P104-105 P118-119 P122-123
フランキンセンス カンラン科	α-ピネン、α-ツエン	皮膚炎症防止、 細胞成長促進、 皮脂バランス調整	P128 P150-151 P160-161 P166-167
ブルーベリー ツツジ科	アントシアニン、 フラボノイド	毛細血管保護作用	P76-77
ブロッコリー アブラナ科	アントシアニン、 フラボノイド	毛細血管保護作用	P46-47 P78-79
ペパーミント シソ科	ℓ-メントール、ℓ-メントン	殺菌消毒、抗ヒスタミン、 健胃作用	P34-35 P42-43 P48-49 P70-71 P126-127 P158-159 P170
ベルガモット ミカン科	リモネン、酢酸リナリル	鎮痛、血液循環促進、 瘢痕形成	P46-47 P138-139 P146-147 P150-151
ベルベンヌ クマツヅラ科	シトラール、ゲラニオール	鎮静、健胃作用、 消化促進	P104-105 P146-147
ホーソン バラ科	フェノール酸、 フラボノイド配糖体	血行促進 (特に心筋・冠状血管)	P94-95 P104-105
ホーリーバジル シソ科	ウルソール酸、 ロズマリン酸	アダプトゲン作用	P88-89
ホップ アサ科	タンニン、 エストロゲン類似物質	鎮静・収斂・ エストロゲン様作用	P138-139 P146-147
ボリジ油 ムラサキ科	γ-リノレン酸	抗炎症、PMS、 アルツハイマー予防、アトピー	P116

くすり名／科名	主成分	主な効果効能	ページ
マ **まいたけ** トンビマイタケ科	ビタミン、ミネラル、 β-グルカン	免疫力アップ、 抗酸化、鎮静	P66-67
マカ アブラナ科	たんぱく質、 必須アミノ酸、鉄分	更年期障害・ 若年性更年期障害の緩和、 抗疲労	P74-75 P124-125 P142-143
マジョラム シソ科	テルピネン-4-オール、 γ-テルピネン	血液循環促進、鎮静	P54-55
松の葉 マツ科	α-ピネン、葉緑素	浄血、造血、 脳こうそく予防	P40-41
マテ茶 モチノキ科	アルカロイド、 フェノール酸	刺激興奮、強壮	P68-69 P142-143
マルベリーリーフ クワ科	デオキシノジリマイシン(DNJ)、 γ-アミノ酪酸	血糖調整 (α-グルコシダーゼ阻害による)	P44-45 P98-99 P154-155
マンダリン ミカン科	モノテルペン炭化水素、 リモネン	活力アップ、食欲増進、 皮膚再生	P138-139 P150-151
メリッサ シソ科	ゲラニアール、ネラール	自律神経調整、鎮静、 プロゲステロン様作用	P48-49 P114-115 P124-125 P144-145 P146-147
もずく モズク科	フコダイン、アルギン酸、 フコオリゴ糖	便秘改善、美肌、 胃潰瘍予防	P132-133
モリンガ ワサビノキ科	ベヘン酸、ビタミンC、 ビタミンB	シワ予防、美肌、 育毛、保湿	P82-83
ヤ **ヤロウ** キク科	イソ吉草酸、クマリン	止血、 プロゲステロン様作用	P117
ユーカリラジアタ フトモモ科	1.8-シネオール α-テルピネオール	鎮咳、去たん、 免疫強化	P30-31 P32-33 P36-37 P38-39 P42-43 P60-61 P158-159

くすり名／科名	主成分	主な効果効能	ページ
柚子 ミカン科	リモネン、 γ-テルピネン	血行促進、 自律神経調整	P46-47 P54-55 P104-105 P110-111 P138-139 P140-141 P146-147 P158-159
よもぎ キク科	タンニン、クロロフィル	止血、かぶれ防止、 リウマチ改善	P64-65 P84-85 P130-131
ラ ラカンカ ウリ科	ブドウ糖、果糖	鎮咳、便秘改善	P38-39
ラズベリーリーフ バラ科	フラボノイド配糖体、 タンニン	鎮痙攣、強壮	P78-79 P122-123 P128 P132-133
落花生 マメ亜科	レシチン、 レスベラトロール	アンチエイジング、 血行促進	P108-109
ラベンサラ クスノキ科	1.8-シネオール、 β-ピネン	抗感染作用、 抗ウイルス	P34-35
ラベンダー シソ科	酢酸リナリル、 リナロール	鎮痛・鎮静作用、 皮膚瘢痕形成	P36-37 P42-43 P48-49 P78-79 P80-81 P82-83 P84-85 P90 P92-93 P110-111 P128 P130-131 P140-141 P156-157

くすり名／科名	主成分	主な効果効能	ページ
リコリス マメ科	サポニン、 フラボノイド	抗アレルギー、 ホルモン様作用	P40-41 P122-123
リンデン シナノキ科	フラボノイド、 グリコシド	鎮静、利尿作用	P70-71
レディースマントル バラ科	タンニン、サリチル酸、 サポニン	プロゲステロン様作用	P117 P138-139
レモン ミカン科	リモネン、β-ピネン	強壮、血圧降下、加温	P30-31 P34-35 P72-73 P170
レモングラス イネ科	ゲラニアール、 ネラール	抗真菌、抗バクテリア、 抗ウイルス作用	P91
れんこん ハス科	カリウム、ビタミンC	鎮咳、止血、 二日酔い改善	P36-37 P42-43
ローズオットー バラ科	シトロネロール、 ゲラニオール	催淫、収れん作用	P150-151 P164-165 P166-167
ローズヒップ バラ科	リノール酸、α-リノレン酸、 オイレン酸	抗酸化、老化防止	P68-69 P86-87 P164-165
ローズマリー シソ科	α-ピネン、1.8-シネオール	血行促進、鎮痛、 利尿作用	P30-31 P50-51 P86-87 P108-109 P110-111 P152-153
ローレル クスノキ科	1.8-シネオール、サビネン	鎮經・神経系の 強壮作用	P110-111
ワ **ワカメ** チガイソ科	アルギン酸、ミネラル、 ビタミン	浄血、産後の悪露出し、 高血圧	P132-133

コスメキッチン エルボリステリア

Cosme Kitchen HERBORISTERIE

2014年4月より、コスメキッチンとコラボレートして、念願だったハーブ薬局「エルボリステリア」を始めました。商品ラインナップもどんどん増えており、フランスと同じようにさまざまな不調に対応できる薬局にしていきたいと思っています。

Atsuko's Produce

〔オイルカプセル〕

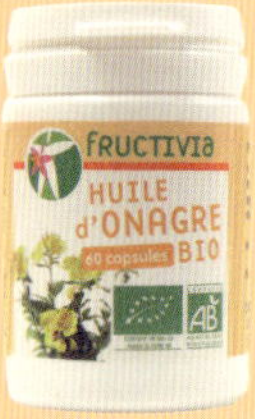

植物から抽出したオイルをジェルカプセルに入れたもの。各60カプセル入り、4,200円。

月見草

γ-リノレン酸が豊富で代謝アップに効果的。20〜30代の女性におすすめ。

ルリジサ（ボリジ）

γ-リノレン酸を多く含み、40代以降の女性のホルモンバランスをととのえる。

かぼちゃ種子

オメガ3、6、9のほか、ビタミンEなど美容にいい成分を多く含む。

セントジョンズワート

うつ症状や落ち込んだときに飲みたい。キャップ1杯をコップの水(120ml)に溶かして。

ギンコ

毛細血管の血行を良くする働きがある。集中力を上げたいときや記憶力のサポートに。

バレリアン

眠れない夜にとりたい。ほんのりした甘さとコクがある。運転前などは飲まないように。

エキナセア

免疫力をアップし、日々の元気をサポート。風邪をひいたら早めに飲むようにしたい。

メリッサ

フランスでは女性たちの常備薬のようになっている“緩和なトランキライザー”。

ラズベリーリーフ

フランスでは結婚した女性に贈られるハーブ。生理不順改善や粘膜力のアップにも。

〔タンチュメール〕

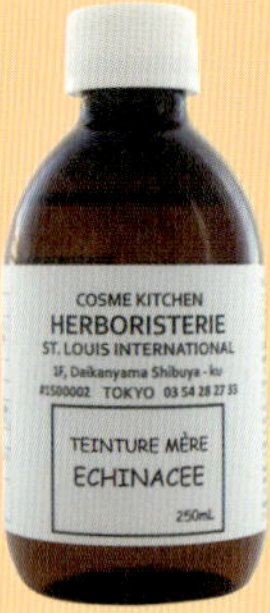

チンキ剤などとも呼ばれる、ハーブ浸出液。現在７種類を展開中。各250ml、5,000円。

ゴツコラ

世界保健機構（WHO）でも効果を認められた、美肌や免疫力、記憶力などに効くハーブ。

※すべて税抜き価格です

〈シングルティザンヌ〉

ホーソン
西洋サンザシとも呼ばれ、血管を丈夫にしてくれる。男性にもおすすめのハーブティー。60g　2,800円

パッションフラワー
深いリラックスを得たいときや、夜中に目が覚めて眠れないときに。バレリアンと組み合わせても。80g　2,800円

エキナセア
免疫力をアップしてくれる。風邪をひいたと思ったら、早めにハーブティーを飲むとよい。100g　3,200円

チェストベリー
ホルモン分泌調整作用があり、生理痛、PMS、月経不調、無月経、更年期障害など女性の悩みに。100g　2,600円

ホーステール
スギナとも呼ばれ、髪の毛や爪の育成に欠かせない。からだの傷の修復や傷跡にもいい。80g　2,800円

赤ブドウ
血行をよくして冷えを改善するヴァンルージュ（赤ブドウ葉）。エキナセアとのブレンドも◎。100g　3,200円

メリッサ
女性のリズムやこころの不調を穏やかにととのえる。ラズベリーリーフとブレンドして妊活にも。100g　2,600円

ラズベリーリーフ
安産のためのお茶とも呼ばれ、妊活中や出産後期、授乳中と大活躍。すべての女性におすすめ。100g　2,600円

〔ティザンヌ〕

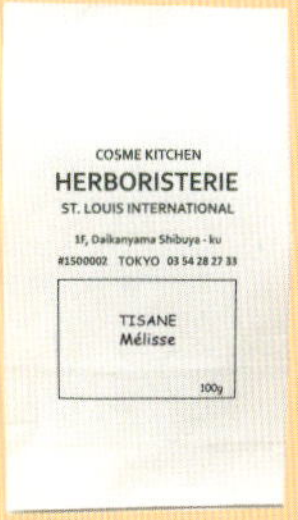

ドライハーブティー。植物単体（シングル）のものと、ブレンドティーを13種類展開中。

〈ブレンドティザンヌ〉

for woman
女性ホルモンのバランスをとってくれるセージやフェンネル種子、アーチチョークなどのブレンドティー。100g　3,000円

body refreshing
水分代謝が悪いと感じるむくみ体質の方におすすめのメリロートやアニス種子、カンゾウ根が絶妙にブレンド。100g　3,000円

smooth flowing
冷えてむくむタイプの方に。ギンコやヴァンルージュ、メリロートのブレンドでからだに溜まった無駄なものを排出。100g　3,200円

eternal beauty
セイヨウサンザシの葉と花、メリッサ、フェンネル種子などが入り、アンチエイジングにもいい。100g　3,000円

gentle breathing
ユーカリ、バジル、タイム、ゴボウ根などのブレンド。鼻づまりやアレルギーのある方におすすめ。100g　3,200円

問い合わせ：コスメキッチン　☎03-5774-5565

アンティーム オーガニック by ルボア、インティメール

INTIME ORGANIQUE by le bois, INTIMERE

私がプロデュースしている「アンティーム（Intime）」とはフランス語でデリケートゾーンのこと。日本人はデリケートゾーンのケアに対して認識が低く、もっと自分のからだと性を大切にしたケアをしてほしいと願っています。

Atsuko's Produce

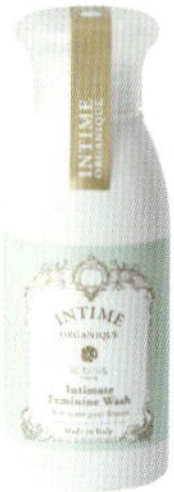

アンティーム オーガニック

アンティーム フェミニン ウォッシュ

デリケートゾーン専用の弱酸性オーガニックソープ。pHを合せることで刺激を与えず、肌を保湿・保護し、ニオイやムレ、かぶれを防ぐ。100ml　2,000円

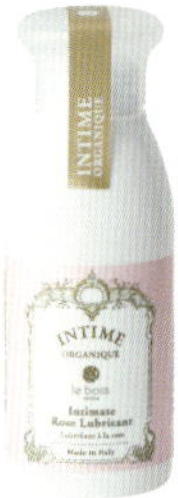

アンティーム オーガニック

アンティーム ローズ ローション

ダマスクローズやカレンデュラを配合した女性にやさしいオーガニック潤滑ボディローション。トロトロの質感でベタつかず膣をしっとり保つ。100ml　3,000円

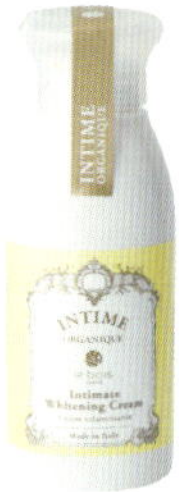

アンティーム オーガニック

アンティーム ホワイト クリーム

デリケートゾーンやワキ、乳首などの黒ずみをケアする保湿&美白クリーム。海藻、セージ、レモンなど植物から抽出した原料が美白効果を発揮。100ml　2,600円

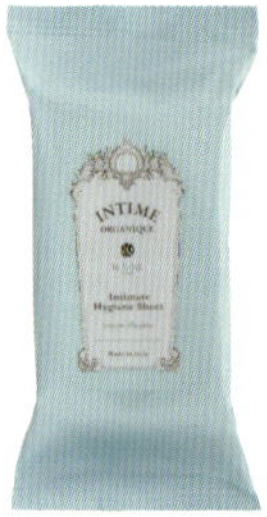

アンティーム オーガニック

アンティーム ハイジーンシート

いつでも、どこでもサッとふき取れて、オーガニック認証初、流せるデリケートゾーン専用の洗浄シート。生理中やムレが気になるときに。12枚入り　1,500円

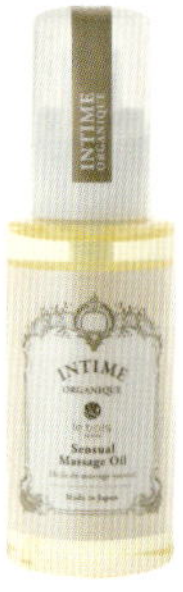

アンティーム オーガニック

センシュアル マッサージオイル

官能的な感覚を目覚めさせる香りのオイル。豊富な栄養素を含むモリンガ、アルガン、オタネニンジン、マロニエなどが肌をととのえる。100ml　4,500円

※すべて税抜き価格です

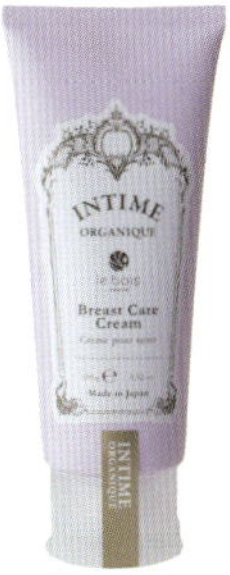

アンティーム オーガニック

ブレスト ケアクリーム

美しいバストラインのための、オーガニック原料使用のバストクリーム。厳選された植物エキスの数々が、バストにハリと弾力を与える。
100g　6,000円

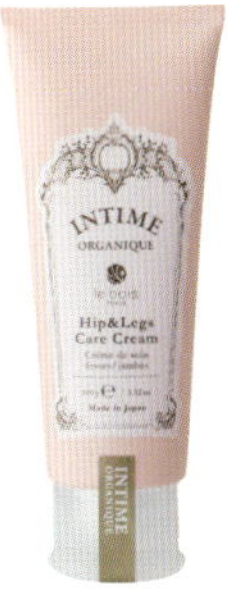

アンティーム オーガニック

ヒップ&レッグ ケアクリーム

脚とお尻の悩みに着目したボディクリーム。イチョウやチョウジ、キハダ、セイヨウシロヤナギなどの成分が、むくみ、冷え、セルライトに効く。
100g　5,000円

2016年秋より
一部病院にて先行販売
2017年春
全国発売予定

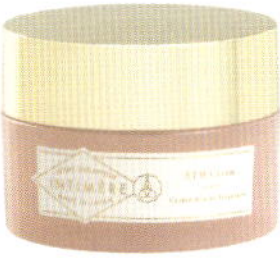

インティメール

STMクリーム

出産時の妊娠線を予防するための保湿クリーム。皮膚の急激な伸びに対応できるように、柔軟性と再生力を補う。
100g　6,000円

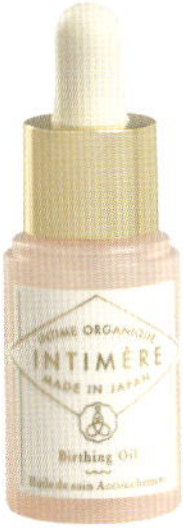

インティメール

バーシングオイル

出産時の膣をやわらかくするオイル。32週以降、会陰部分をマッサージすることで、出産時の亀裂を防ぎ、出産後の回復も助ける。30ml　10,000円

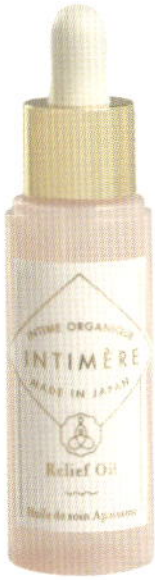

インティメール

リリーフオイル

出産後など、からだの痛みを和らげるためのオイル。ユーカリやローズマリー、チョウジが深部の痛みまでアプローチする。50ml　8,000円

問い合わせ：サンルイ・インターナショナル　0120-550-626

おすすめの精油メーカー

Atsuko's Select

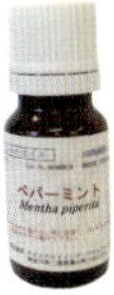

ゼフィール

フランスの最高品質の精油。日本で厚生省の許可を得て、食品添加物として使用。
恋香房：http://www.nammy-net.com/koikoubou/

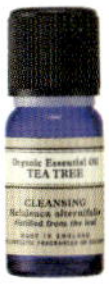

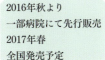

ニールズヤード レメディーズ

英国初のナチュラルアポセカリー（自然薬局）をオープン。
ニールズヤードレメディーズ
0120-554-565

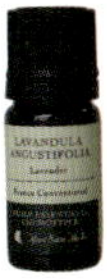

モンサンミッシェル

フランスでは医師が処方して医療にも使われている、信頼性の高いメーカー。
スパホスピタリティー
0120-082-101

おすすめの自然ぐすり

Recomend Item

風邪をひいたときに重宝する吉野葛、オメガ3を日常の食事に取り入れやすいえごま油やヘンプ油、ミネラルたっぷりの天然のお塩など、わが家の台所に常備している食材や調味料、お茶をご紹介します。がん予防の食事を提案されている南雲先生に教えてもらった食材もあります。

Atsuko's Select

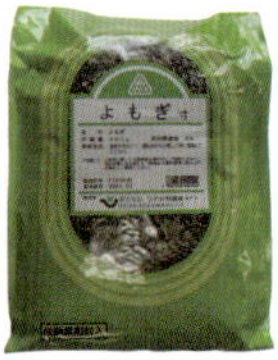

よもぎ 寸切り

よもぎは漢方では艾葉《がいよう》といい、からだを温め浄化してくれます。私は老舗のウチダ和漢薬でよもぎを買っています。500g　4,160円（送料込み）／ウチダ和漢薬

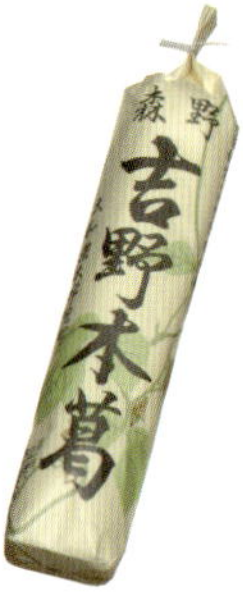

森野吉野本葛

吉野の本くずは、からだを温め、癒す効果があるので、風邪のひき始めや寒い季節には常備しておくのがおすすめです。180g　1,000円／森野吉野葛本舗

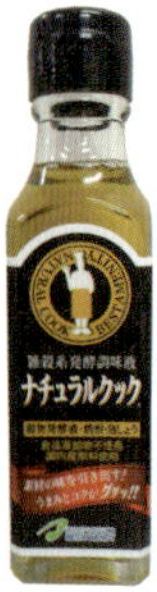

ナチュラルクック

魚醤、焼酎、穀物発酵液をブレンドした発酵の力で、素材そのものの旨味を引き出す調味液です。減塩・減糖したい方にもおすすめ。120g　550円／ベストアメニティ

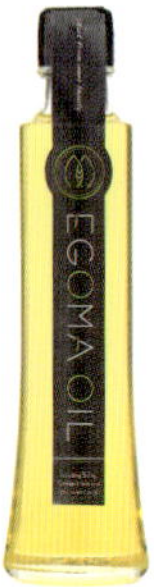

えごま油

血管からアンチエイジングできるえごま油は積極的に夕方とるようにしています。抗炎症効果のあるオメガ3脂肪酸を57％含有。南雲先生おすすめ。180g　1,800円／味とサイエンス

※すべて税抜き価格です

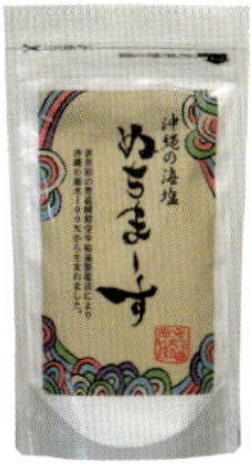

ぬちまーす

沖縄で作られている海塩で、ミネラルを豊富に含んでいるぬちまーす。食塩より塩分が25％低く、わが家の料理には欠かせない存在です。250g　1,000円／ぬちまーす

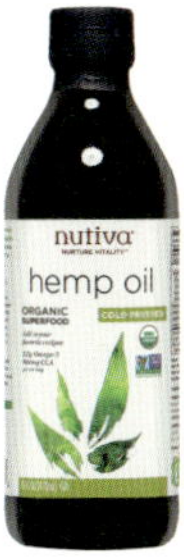

nutiva
オーガニックヘンプオイル

不飽和脂肪酸がとれる有機ヘンプオイル（麻の実油）で、あっさりした味わい。サラダにかけていただいています。217g　1,800円／アスプルンド

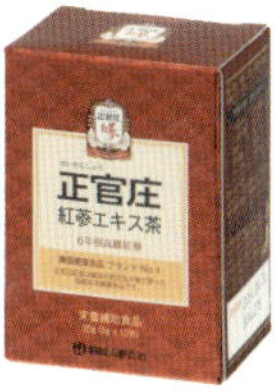

正官庄
紅参エキス茶

ここぞ、というときにとりたい高麗人参。ホルモンバランスをととのえるなど、女性におすすめ。お茶なら気軽にとれます。3g×10包入り 4,000円／正官庄

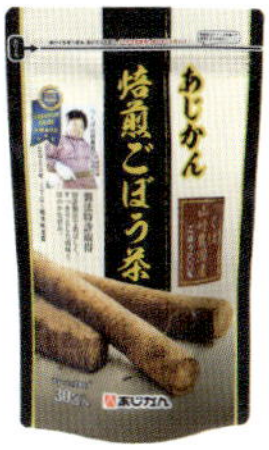

つくば山崎農園産
あじかん焙煎ごぼう茶

ヨーロッパでもよくとられているごぼうはポリフェノールが豊富。お茶で飲めば手軽で、デトックスやアンチエイジングに。30包入り　3,428円／あじかん

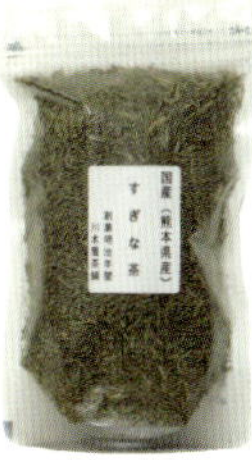

すぎな茶

老舗の川本屋茶舗では、質のいい薬草茶が豊富。すぎな茶のほか、有機黒豆茶、柿の葉茶、クコの葉茶、杜仲茶、桑の葉茶など愛飲しています。100g　2,000円／川本屋茶舗

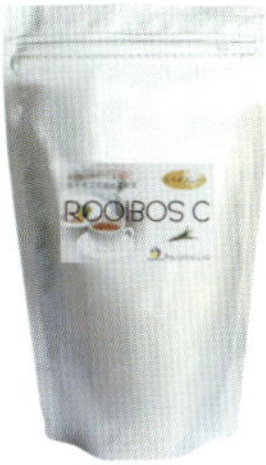

ルイボスシー粉末

ノンカフェインで赤いポリフェノールを含むルイボスティーは、リラックスしたいときに飲みたい。こちらは粉末なのでいれるのも簡単。300g　2,571円／アスコルバイオ研究所

問い合わせ

アスプルンド　☎03-3769-0788
あじかん　0120-877-550
※受付時間 9:00 ～ 21:00
味とサイエンス　0120-523-524
アスコルバイオ研究所　☎086-201-0325
ウチダ和漢薬　☎03-3806-4141
（お客様相談センター）

川本屋茶舗　☎045-261-7652
正官庄　☎0800-333-5524
ぬちまーす　☎098-983-1140
ベストアメニティ　0120-580-359
※受付時間 9：00 ～ 17：30（日祝を除く）
森野吉野葛本舗　☎0745-83-0002

あとがき

私の家には季節ごとにたくさんの野菜や味噌、それに春秋の酵素が届きます。これらは、すべて愛知県豊橋市の田舎に暮らす両親が手作りをしているもの。届いた荷物を開けるたびに、大地に根を張って生きる自然の植物と土の匂いが鼻いっぱいに充満します。その自然の恵みと愛情を、子どもの頃からたっぷり受け取ってきたことの豊かさに、感服します。もうすぐ80歳になろうという両親が今もって元気なのも、こんな日々の食事やケアのおかげです。

フランスで植物療法を学んだというとモダンに聞こえますが、私のルーツは日本の大自然。実家に帰るたびに「あっちゃん、フィトテラピーとかオシャレなことはいいから、ちゃんとこの味噌を食べりんよ」といった具合に、両親や近所のおじいちゃん、おばあちゃんから世話を焼かれます。

植物療法は、こういった昔ながらの知恵を科学的・化学的に解明していくことですが、それを学べば学ぶほど、本来からだが感じることを正確に理解することのほうが大事なのではないかと思います。人知を超えた自然のしくみに驚かされます。そして自然に手を合わせ、感謝して生きてきた日本人ならではの植物療法があると感じます。
化学的なくすりも大切。しかしそれに頼る前に植物のエネルギーを生活に取り入れて、自分でできるケアはたくさんあります。そんな思いを込めてタイトルを「自然ぐすり」としました。本書の内容を今ある症状の緩和や予防に役立てていただけたら幸いです。

最後に、この本を読んでくださった読者のみなさま、本書を書かせていただくにあたり、出産のケアをさせていただいた小雪さん、本書にもご登場いただいた、植物療法の師であるベランジェール　アルナール先生、介護医療の現場に携わる機会を与えてくれた医療法人社団八千代会副理事長の姜慧さん、予防の大切さを教えてくださる南雲吉則先生、心の友である桐島洋子さん、岡田さよりさん、日本でエルボリステリアの普及に尽力くださるコスメキッチンの小木充さん、素晴らしいご縁をくださったナナデェコールの神田恵実さん、ワニブックスの青柳有紀さん、川上隆子さん、ライターの高見沢里子さんに心から感謝申し上げます。そして、いつも支えてくれるスタッフと新井ミホさん、家族にも感謝の気持ちを伝えたいと思います。

２０１６年４月　森田敦子

デザイン　塙 美奈［ME&MIRACO］
イラスト　タカヒロコ
文　高見沢里子
協力　ルボア フィトテラピースクール
校正　玄冬書林
編集　青柳有紀　川上隆子［ワニブックス］

参考文献
「食品成分表 2015」香川芳子監修　女子栄養大学出版部
「症状からすぐにひける家庭の医学事典」大前利道総監修　西東社
「日本民間薬草集覧 にっぽんの民間療法の原点」東邦大学薬学部編　かのう書房
「LA SOLUTION INTERIEURE」Thierry Janssen　fayard
「LES MEILLEURES TISANES SANTE」
DR BERENGERE ARNAL-SCHNEBELEN・PATRICIA BAREAU　rustica editions
「Les Plantes qui nous soignent」Jacques Fleurentin・Jean-Claude Hayon　Editions OUEST-FRANCE
パリ 13 大学医薬学部のすべての植物の資料
AMPP のフィトテラピーの臨床の資料

植物や食べものの手当てで
からだとこころの不調をととのえる

自然ぐすり

著者　森田敦子

2016 年 5 月 8 日　初版発行
2016 年11月 1 日　4 版発行

発行者　横内正昭
発行所　株式会社ワニブックス
〒150-8482
東京都渋谷区恵比寿 4-4-9　えびす大黒ビル
電話　03-5449-2711（代表）　03-5449-2716（編集部）
〈ワニブックス HP〉 http://www.wani.co.jp/
〈WEB マガジン BOOKOUT〉 http://www.wanibookout.com/
印刷所　株式会社美松堂
DTP　株式会社オノ・エーワン
製本所　ナショナル製本

ISBN978-4-8470-9448-4